基本を学ぶ 看護シリーズ 5

健康づくりの
仕組みを知る

草間朋子・脊山洋右・松本純夫 監修

小野雅司・駒田真由子・佐 藤 潤
嶋 谷 圭 一・中村安秀・新実絹代
村 瀬 誠・村中峯子 著

東京化学同人

“基本を学ぶ 看護シリーズ”の刊行にあたって

　チーム医療が不可欠な時代を迎えております.

　患者さんの最も身近な存在としてかかわってきた看護職は，“チーム医療のキーパーソン”として活躍することが期待されております.

　チーム医療のキーパーソンであるためには，対象者を“ヒト”，“人”，“人間”として的確に観察・評価し，医療関係者の間のコミュニケーションをとりながら，対象者の多様なニーズに的確に対応できる能力が求められます.

　チーム医療における看護職の役割は，患者さんたちの QOL（生活の質）の向上を図るための“症状マネジメント”であると考えております. 個々の患者さんと向き合うたびに，患者さんの声にしっかりと耳を傾け（傾聴），自分自身の五感を活用して患者さんの状態を的確に把握し，最適な対応が何であるかを判断できなければなりません. まず，生物学的な“ヒト”としての人体の構造および機能を理解したうえで，さらに，疾病などに関する知識を活用し，それぞれの“人”の身体のなかで何が起こっているかを的確に推測できる能力が必要とされます. 社会生活を送る人（人間）に対して看護職として必要なサポートを的確にできる能力も必要とされます.

　症状マネジメントに不可欠とされる面接，フィジカルアセスメントの能力を習得し，常に活用できる状態にしておくために，医学・生物学の知識を段階的，系統的に理解し，しっかり身につけることができるようにと考え，このたび，東京化学同人のご協力を得て，‘1. 自然科学の基礎知識を知る’，‘2. からだの仕組みと働きを知る’，‘3. 病気の成り立ちを知る’，‘4. くすりの基礎を知る’，‘5. 健康づくりの仕組みを知る’の 5 巻からなる“基本を学ぶ 看護シリーズ”を刊行することにしました.

　‘1. 自然科学の基礎知識を知る’では，生物学，化学，物理学の幅広い知識のなかから看護に必要とされるエッセンスを選択し，生物学的な“ヒト”を理解するうえで必要とされる基礎的な知識を解説することにしました.

　‘2. からだの仕組みと働きを知る’では，“身体の構造と機能（解剖/生理）”の基礎的な知識をまとめ，さらに看護職に必要とされる“フィジカルアセスメント”との関連性も理解できるようにしたつもりです.

　‘3. 病気の成り立ちを知る’では，看護職が臨床現場で遭遇する可能性の高い症状と疾病を取上げ，看護師に必要とされるフィジカルアセスメント，臨床検査に関する基礎的な知識をまとめ，適切な症状マネジメントにつなげられるようにしました.

　‘4. くすりの基礎を知る’では，個々の患者さんに対して，医師が処方し，薬剤師により調剤された薬剤を，患者さんが安全に，安心して服用できるように支援するための基礎的な知識をまとめました.

　‘5. 健康づくりの仕組みを知る’では，“健康寿命の延伸”，“健康格差の解消”に向

けて看護職として対象者自身の自助努力を支援する方策や健康づくりを進める共助，公助の仕組みについての基礎的な知識についてまとめました．

　チーム医療を円滑に進めていくための基本は，患者さんに関する情報をチーム医療を担う医療職の間で共有することです．患者さんの最も身近で，四六時中患者さんとかかわっている看護職は，患者さんに関する情報を最も早く入手することができ，そして，多くもっております．本"看護シリーズ"を活用して，患者さんや対象者に関する情報を的確に"つかみ"，"つたえ"，"つかって"いくスキルを，常に磨いていってほしいと思います．

　本"看護シリーズ"は，看護の基礎教育にかかわっている教員たちが中心となって執筆しました．各巻とも，コラム欄をできるだけ数多く設け，基礎的な知識と看護の実践が結びつくように工夫してみました．各巻には空白の部分がたくさんあります．読者のみなさんが空白の部分を活用して独自のメモができるようにと考えました．空白部分にできるだけたくさんのメモを書き込み，各自の知識をまとめ"我が教科書"として使っていただければ幸甚に存じます．

　看護職も人である以上，忘れることは当たり前です．そんなときに，知識を再確認する手段のひとつとしても本"看護シリーズ"を活用していただければと思っております．

　本"看護シリーズ"の刊行にあたりましては，編集者としての素晴らしい才能をおもちの東京化学同人の住田六連さん，福富美保さん，仁科由香利さんをはじめ関係者みなさまの多大なご協力をいただきました．

　2022 年 8 月

監修者を代表して

草　間　朋　子

まえがき

　"生きる・生活していくうえで最も大切と思っていることは？"との問いかけに，多くの人々は"健康"と答えるでしょう．では，"健康って何？"との質問に対する回答は人によって異なり，中には，回答に戸惑う人も少なくないと思います．特に超高齢社会を迎えた今，生き方や健康に対するとらえ方は，人々を取巻く状況によってそれぞれ異なるからです．

　多様なとらえ方があり，一言で言い表すことが難しい"健康"を，本書，"基本を学ぶ 看護シリーズ"の最終巻のテーマとして取上げました．

　WHO憲章（1948年）では，健康を "Health is a state of complete physical, mental and social well-being and not merely the absence of disease or infirmity" と定義し，1978年のアルマアタ宣言で，"Health for All" を大目標に掲げました．日本国憲法（第25条）は，すべての国民が健康で文化的な最低限の生活を営む権利（国民の生存権）を保障しています．

　WHOや国・行政は，健康に関するさまざまな規則や制度を構築し，人々の健康保持・増進を目指しています．生き方や価値観がますます複雑化，多様化する時代・社会の中で，看護職は，WHOや国・行政の規範に則り，集団の特徴や人々の個性や健康感，個人を取巻く社会環境を尊重し，公平・公正・タイムリーに"健康の保持・増進"を図っていく役割を担っております．

　本書では，WHOや，国が進めている"健康の保持・増進"，"公衆衛生の向上・増進"に関係する規定や制度を中心に紹介することとしました．看護職は，健康に関わる規則や制度を理解したうえで，人々が，自己の能力や可能性を十分に発揮し，自分らしく生き，豊かな生活をしていくことを支援するスペシャリストです．

　少子超高齢社会を迎え，人口の偏在，介護・医療費の高騰，医療施設・医療保健人材の不足・地域偏在，核家族化，独居高齢者の増加，また大規模自然災害の発生など健康を取巻くさまざまな課題が山積している中で，人々のつながり・絆を重視したソーシャルキャピタルの醸成の必要性が再認識されています．人々にとって，最も身近な存在である看護職が，ソーシャルキャピタルを含めさまざまな社会資源を効果的，効率的に活用し，国民一人ひとりが"当事者意識"をもち，自律的に"自身のQOLの向上"に取組む（自助および互助）よう働きかけていく際に，本書が役立つことを願っています．

　2022年8月

編者を代表して

草 間 朋 子

基本を学ぶ 看護シリーズ

シリーズ監修

草 間 朋 子　東京医療保健大学名誉教授，医学博士

脊 山 洋 右　東京医療保健大学 客員教授，医学博士

松 本 純 夫　国立病院機構東京医療センター 名誉院長，医学博士

第5巻　健康づくりの仕組みを知る

編　集

草 間 朋 子　東京医療保健大学名誉教授，医学博士

佐 藤 　 潤　厚生労働省健康局健康課保健指導室 保健指導専門官，修士（保健学）

脊 山 洋 右　東京医療保健大学 客員教授，医学博士

中 村 安 秀　日本 WHO 協会 理事長，博士（医学）

執　筆

小 野 雅 司　国立環境研究所 客員研究員，保健学博士

駒 田 真 由 子　東京医療保健大学東が丘看護学部 講師，博士（保健学）

佐 藤 　 潤　厚生労働省健康局健康課保健指導室 保健指導専門官，修士（保健学）

嶋 谷 圭 一　千葉大学予防医学センター 特任助教，博士（医学）

中 村 安 秀　日本 WHO 協会 理事長，博士（医学）

新 実 絹 代　神奈川工科大学健康医療科学部 教授，博士（看護学）

村 瀬 　 誠　㈱天水研究所 代表取締役，博士（薬学）

村 中 峯 子　宮城大学看護学群 准教授，修士（保健医療学）

（五十音順）

目　　　　次

1 健　　康

1・1　健康とは
1・1・1　健康の定義

a. WHO の定義　　"健康（health）" については 1948 年に発効した世界保健機関（World Health Organization: WHO）の定義が広く用いられている. **WHO 憲章**前文で, "Health is a state of complete physical, mental and social well-being and not merely the absence of disease or infirmity" と宣誓された. 健康は, 単に疾病がない状態ではなく, "肉体的・精神的・社会的に完全に調和のとれた良好な状態" である. WHO の定義は, 健康を幅広く捉えた理想像を示すものであるが, "完全な肉体的・精神的・社会的に良好な状態" についての具体的な解釈は難しい.

b. ウェルビーイング　　近年, 健康とともにウェルビーイング（well-being）という概念が大きく取上げられるようになった. 2015 年に国連が提唱した持続可能な開発目標（Sustainable Development Goals: **SDGs**, §1・3・4）の目標 3 では, "あらゆる年齢のすべての人々の健康的な生活を確保し, ウェルビーイングを促進する" と明記されている.

1948 年の WHO 憲章における健康の定義においても, 上記 a. のようにすでに "肉体的, 精神的, 社会的ウェルビーイング" という用語が使われていた. ウェルビーイングに関しては, 西洋哲学においては個人のウェルビーイングに関する考察が行われてきた. 一方, 非西洋社会では社会的なウェルビーイングの概念が存在し, 他者や自然との共生や "足るを知る" といった生活などが, 個人だけでなく広くコミュニティ全体の共通の価値観として共有されてきた.

日本では, ウェルビーイングは肉体的, 精神的, 社会的にイキイキとした状態と説明される場合が多い. また, 大規模自然災害やパンデミックに対しても, 弾力的で持続可能な地域社会を形成するウェルビーイングのあり方にも関心が寄せられている.

c. QOL（生活の質）　　WHO が定義した "健康"

WHO: World Health Organization（世界保健機関）

コラム 1　障害調整生存年（disability-adjusted life year: DALY）

　障害調整生存年は，マレーらが開発し，疾病による負担を総合的に表す指標としてWHOや世界銀行が 1993 年に公表した．DALY は，単に死亡数や患者発生数のみでなく，各種疾患による生命の損失期間や障害の程度（重症度など）なども考慮に入れて健康障害を定量化したものである．死亡年齢や障害度を加味した新しい健康指標として多くの国々で政策立案のツールとして利用されている．

コラム 2　国際生活機能分類（international classification of functioning, disability and health: ICF）

　ICF は“健康状態”，“生活機能（心身機能・構造，活動，参加）”，“背景要因（環境因子，個人因子）”から構成され，従来の身体機能や生活機能の障害を重視した視点（国際障害分類：International Classification of Impairments, Disabilities, and Handicaps, ICIDH）から環境要因や個人要因を加えて“生活すること・生きること”を重視したものである．

を構成する 3 つの要因（肉体的，精神的，社会的な要因）は，相互に影響・補完し合って，一人ひとりの健康状態をつくり上げている．たとえば，身体的な障害をもった障害者，あるいはさまざまな疾病に罹患している高齢者の場合，身体的な健康度は低いが，精神的・社会的な健康度によって補完され，身体的・精神的・社会的にバランスが保たれ“その人らしい生活”が維持できていれば，その状態は健康といえる状態である．また，身体的な健康度が低くても，生きがいをもって自己実現を図り，満足した日常生活を支障なくすごしている人々も数多くいる．身体的，精神的，社会的活動を含めた総合的な活力，生きがい，満足度などを包括して生活状態を評価する“**生活（生命）の質**（quality of life: QOL）”の概念が取入れられ，QOL を高めていくことが目標の一つとなっている．近年，健康指標として，開発途上国を含む多くの国で障害調整生存年（⇨コラム 1）が広く使用されている．

　WHO は，2001 年に，障害者も含めた人の生活機能（心身機能・身体構造，生活活動，社会参加）および環境・個人に関わる要因に着目した“生活していくための状態の全体像”を表し，国，専門分野，サービス分野などを越えて共通に利用できる概念として国際生活機能分類（ICF，⇨コラム 2）を提示した．ICF を用いることにより，各個人の健康に影響している要因をより深く理解し，自分らしく生活していくための状態を総合的に評価することができる．

d.　時代・社会の変化を反映した健康の考え方

　WHO の“健康”の定義が発効されて以降の 70 年間で世界人口は増加し，さまざまな地域での紛争，地球環境の悪化，医療技術の進歩など健康を取巻く環境は大きく変化している．

　1990 年後半に WHO の“健康”の定義について議論されたが，変更されることなく，現在も，1948 年に発効した WHO の定義が健康に関する世界共通の概念となっている．WHO が定義した健康は，時代や社会が変わったとしても，また地域が異なったとしても，いつの時代も地球上に生活するすべての人々に公平・平等に適用される共通概念である．しかし，実際には，人々の“健康”は，それぞれの国や地域がおかれている社会的，経済的な状況の影響を受け，地域格差は大きい．

　そこで，WHO は，1978 年に，**アルマアタ宣言（プ
ライマリヘルスケア）**で"すべての人々に健康を"，
1986 年には**オタワ憲章（ヘルスプロモーション）**で
"健康は生きる目的ではなく，日常生活における資源で
ある"という考え方を打出し，国や関係者間の連携・協
調を図りすべての人々が望む健康の実現を目指した方
針・体制に取組んでいる.

　生涯にわたって QOL を向上していくためには，ヘル
スリテラシーに関する能力が求められる．ヘルスリテラ
シーは，健康に関する膨大な情報源から自分に合った適
切な情報を"入手"し，その情報を正しく"理解"し，
その情報が信頼できるものであり妥当なものであるかを
"評価"し，選別した情報を QOL の向上を目指して"活
用"できる能力である.

1・1・2　憲法に定められた国民の権利と義務

　1946 年に制定・公布された"**日本国憲法**"の**第 25
条**では，"すべて国民は，健康で文化的な最低限度の生
活を営む権利を有する"，"国は，すべての生活部面につ
いて，社会福祉，社会保障及び公衆衛生の向上及び増進
に努めなければならない"とされ，国民は最低限度の生
活を保障される権利があり，国は国民の生存権を保障す
る義務があることが明示された.

　第二次世界大戦後の連合国最高司令官総司令部
（General Headquarters: **GHQ**）統治下で，公衆衛生
分野の改革が行われ，国民の視点に立った健康施策の実
現，社会保障制度改革の取組み，保健医療に関連した法
令の制定などが次々と行われた．保健師助産師看護師
法，医師法など医療職の身分・業務などを規定する法律
の第一条（法律の目的）には，"憲法第 25 条"を受け
て，"……公衆衛生の普及向上を図ることを目的とする"
（保助看法）の文言が明示されている.

GHQ: General Headquarters（連合国最
　高司令官総司令部）

1・1・3　予 防 医 学:
一次予防・二次予防・三次予防

　米国の公衆衛生学者のリーヴェルとクラークは，疾病
とその進行を予防する予防医学の視点から"健康増進，
特異的予防，早期発見・早期治療，障害発生予防，リハ
ビリテーション"の 5 つの予防段階を提示し，一次予
防・二次予防・三次予防の 3 つの予防のレベルに分けた.

コラム❸　0（ゼロ）次予防

　健康は，生活習慣などの個人的要因だけ
でなく，個人を取巻く環境や経済状況など
の社会的要因によっても影響を受ける．社
会的な要因を対象とした予防方策を 0（ゼ
ロ）次予防とよぶ．個人の健康行動に依存
した一次予防の前段階であり，個人の行動
などに依存しない健康に関する社会的要因
を整えることにより健康へと導くことを目
指した取組みである．喫煙所の撤廃や歩き
やすい街づくりなどは 0（ゼロ）次予防の
代表例である．

　一次予防とは，生活習慣・生活環境の改善や健康教育
などを通して健康増進を図り，疾病や障害の発生を未然
に防ぐことである（⇨コラム❸）．**二次予防**とは，疾
病の早期発見・早期治療，各種健康診断やスクリーニン
グによる健康障害の進展防止を目的とした予防である．
三次予防とは，保健指導やリハビリテーションなどによ
る機能障害の回復や社会復帰を図り，疾病の再発・障害
の進展を予防することである（表 1・1）．

**表 1・1　リーヴェルとクラークの 5 つの予防段階と予防医学
（一次予防，二次予防，三次予防）**

一次予防	・健康増進：生活習慣の改善（栄養・運動），労働，健康教育など ・特異的な予防対策：予防接種，個人衛生，環境汚染物質の除去など
二次予防	・早期発見・早期治療：各種の健康診断（診査），がん検診など
三次予防	・障害発生予防：疾病の悪化，進展防止のための治療など ・リハビリテーション：機能障害の回復，残存能力を活用した QOL 向上など

　日本の疾病構造は，衛生環境の整備，ライフスタイル
の変化などから，戦後 70 年の間に大きく変わり，現在
は，生活習慣病による死亡率の増加が顕著である．平均
寿命が延び高齢化が進むなかで，少子高齢化の進展に伴
う医療・介護を必要とする高齢者の増加，介護を担う
人材の不足が課題となっている．このような状況の下
で，予防を中心とした国民健康づくり運動として，健
康増進，健康寿命の延伸などを目指した**"健康日本 21"**
（2000 年．2013 年には"健康日本 21（第二次）を制
定"）が制定され，健康増進法による生活習慣病予防が
推進されている．

1・1・4　健康増進に向けて：
自助，互助，共助，公助

　超高齢社会を迎えた現在，医療保健の提供体制が安定
的に継続し，一人ひとりが可能な限り健康で住み慣れた
環境で生活できる社会が求められている．その実現のた
めには，"自助"，"互助"，"共助"，"公助"の仕組みが
必要である（図 1・1）．自己の体調管理などを自分で行
う**"自助"**，ボランティア活動や住民組織の活動，友人

づきあいなど自発的な助け合いによる"**互助**"，医療保険料や介護保険料の拠出などにより障害のリスクを共有し組織的に助け合う"**共助**"，公費（税金など）負担によるセーフティーネットの構築，社会保障制度，地域づくりのコーディネートなどの"**公助**"の4つの側面から進められる．都市部では互助に頼ることが難しい反面，自助を支援する多くの民間サービスの利用が可能となる．一方で，地方の場合は，民間のサービスは限定的ではあるものの，互助の役割が大きい．地域包括ケアにおいては住民どうしが自発的，主体的に自助・互助を通して健康づくりにかかわっていくことが求められている．

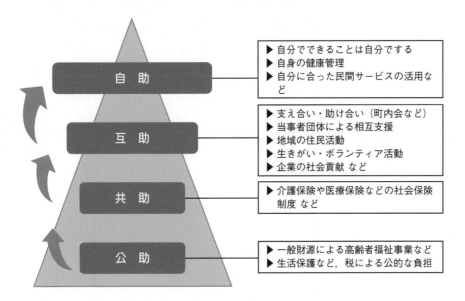

図1・1　自助・互助・共助・公助の相互補完　出典：三菱 UFJ リサーチ＆コンサルティング株式会社，2012 年度老人保健健康増進等事業〈地域包括ケア研究会〉地域包括ケアシステム構築における今後の検討のための論点" 概要版（2013 年）を参考に作成．

1・2　国際機関の健康への取組み

1・2・1　国際連合（United Nations: UN）の役割

a. 国際連合の構成　国際連合（以下，国連という）は，1945 年 10 月，第二次世界大戦の連合国側 51 カ国を中心に設立され，2022 年現在の加盟国は193 カ国である．総会，安全保障理事会，経済社会理事会，国際司法裁判所などの主要機関をもち，事務局はニューヨークにある．国連総会の補助機関として国際連合児童基金（**ユニセフ**，§1・2・3 a.），国連難民

高等弁務官事務所，国連開発計画などがあり，専門機
関として世界保健機関（WHO）や国際連合教育科学文
化機関（United Nations Educational, Scientific and
Cultural Organization: **UNESCO**）などがあり，これ
らを総称して国連という．世界的な規模で保健医療や
健康問題に取組んでいる国際機関や非政府機関（Non-
Governmental Organizations: NGO）の多くは，国連
と深いかかわりをもっている．

b.　国際連合と市民社会との協働　　国連は市民社
会との協働を推進しており，一定の資格要件を満たす
NGO に対して，経済社会理事会とその下部機関におけ
る協議資格を認めている（国連憲章 71 条）．協議資格
をもつ NGO は，関係部局との協議，国連の依頼を受け
た研究や報告書作成，国連文書の入手や会議場使用など
の便宜供与が受けられる．最近の国連総会や国連サミッ
トは，NGO と国連の協働が図られている．

1・2・2　世界保健機関（WHO）の役割

a.　WHO の設立の経緯　　すべての人々の健康を
保護・促進することを目的とした WHO 憲章を 1946
年にニューヨークで開催された国際保健会議で採択し，
1948 年 4 月 7 日にこの WHO 憲章が発効され WHO
が設立された．

　第二次世界大戦では，熱帯地域も戦場となり，感染症
対策が戦略上の重要課題であることの認識が高まった．
一方，加盟国により医師や看護師の資格や，医療保険な
どの社会保障制度などが異なる状況を鑑み，各国独自の
保健医療制度を最大限に尊重したうえで，国を超えた調
整や連携を行うことのできる国際機関としての役割が期
待されている．

b.　WHO の組織　　WHO 本部はスイスのジュネー
ブにあり，2022 年現在 194 の加盟国と 2 つの地域（準
加盟国）で構成されている．最高意思決定機関は，す
べての加盟国・地域の代表で構成される**世界保健総会**
（World Health Assembly: WHA）である．34 カ国の
執行理事から構成される WHO 執行理事会は，総会の
下部機関として，WHO 総会での決議や政策を策定し，
WHO 総会へ助言や提案を行う役割を担っている．4 代
目の事務局長には日本人の中島宏氏（1988～1998 年）
が就任した．2022 年現在はアフリカ出身のテドロス・

アダノム氏が事務局長である.

　職員数は 8000 人（出身国は 150 カ国以上）以上に
のぼる．加盟国の分担金（通常予算）のほかに，任意拠
出金（特定の地域や疾病対策プログラムに用途を絞るこ
ともできる）があり，ビル＆メリンダ・ゲイツ財団など
が大口の出資団体となっている.

　c. WHO の地域事務局　　6 つの地域事務局（米州，
アフリカ，南東アジア，欧州，東地中海，西太平洋）に
分かれている（表 1・2）．各地域事務局の独立性は高
く，自立と自決に委ねられた組織である．地域事務局長
はそれぞれの地域に加盟している国や地域により選任
される．日本は西太平洋地域事務局に属し，2019 年に
葛西健氏が地域事務局長に就任した.

　d. WHO の活動内容　　世界の保健医療の向上と健
康の促進を目指す専門機関であり，WHO の政策は，世
界各国の保健医療政策に大きな影響を与えている．先
進国や開発途上国を含めた健康問題のすべての対策を
網羅的に取上げ，感染症や COPD，がん，心血管疾
患，糖尿病などの非感染性疾患（non-communicable
diseases: NCDs），精神保健，事故予防，医薬品，環
境保健など活動内容は多岐にわたっている.

　本部や地域事務局や各国事務所においては，各国政
府，国際学術団体，大学・研究所・財団などの専門家と
の連携や協力を得て，保健医療統計，科学的エビデンス
の収集，ガイドラインの策定などを行っている.

　e. 日 本 の 貢 献　　WHO への日本の拠出金は約
260 億円（2020 年）にのぼり，米国，中国に次いで第
3 位である．しかし，日本人職員の割合が少なく，人的
な貢献が今後の課題である．1996 年に WHO 開発総合
研究センター（WHO 神戸センター）が神戸市に開設さ
れ，本部直轄の研究機関として，社会，経済，環境，技
術面での変化が及ぼす健康への影響や保健政策に関する
研究を行っている.

　また，WHO 協力センターとして，大学や研究所など
30 以上の国内機関が WHO との連携のもとに研究面で
の協力を行っている．看護分野では，2021 年 11 月現
在，聖路加国際大学と兵庫県立大学看護学部地域ケア開
発研究所が活動している.

　f. パンデミックに対応する WHO の役割　　2003
年に発生した重症急性呼吸器症候群（severe acute

表 1・2　WHO の地域事務局[a]

米州保健機関　PAHO
ワシントン DC・米国
欧州地域事務局　EURO
コペンハーゲン・デンマーク
東地中海地域事務局　EMRO
カイロ・エジプト
アフリカ地域事務局　AFRO
ブラザビル・コンゴ共和国
南東アジア地域事務局　SEARO
ニューデリー・インド
西太平洋地域事務局　WPRO
マニラ・フィリピン

a)　地域事務局名，英語略称，事務局所在地・
国名の順に示した.

表 1・3　WHO が発令した "国際的に懸念される公衆衛生上の緊急事態"
(Public Health Emergency of International Concern：PHEIC)

発出時期	感染症	累計死亡者数
2009 年 4 月	新型インフルエンザ・パンデミック	約 1.9 万人
2014 年 5 月	野生型ポリオ	―
2014 年 8 月	エボラウイルス病（西アフリカ）	約 1.1 万人
2016 年 2 月	ジカ熱	―
2019 年 7 月	エボラウイルス病（コンゴ民主共和国）	約 1700 人
2020 年 1 月	新型コロナウイルス感染症（COVID-19）	約 630 万人以上 （2022 年 6 月末現在）

respiratory syndrome：SARS）の脅威とその対応への反省が大きな契機となり，2005 年に，国際保健規則（International Health Regulation：IHR：WHO 憲章第 21 条）が抜本的に改正された．改正のおもな目的は，国際的な人的物的移動に与える影響を最小限に抑え感染症のグローバルな広がりを最大限に防止することにあり，原因を問わず，"国際的に懸念される公衆衛生上の緊急事態（Public Health Emergency of International Concern：PHEIC）"を対象とすることになった．2005 年以降に，WHO が PHEIC を発出した事態は 6 件であり，すべてが感染症であった（表 1・3）．死亡者数を比較するだけでも，新型コロナウイルス感染症（COVID-19）が全世界に与えた影響の大きさがわかる．

表 1・4　日本国内にあるおもな国連機関 [a)]

国際連合児童基金　UNICEF 子ども・栄養・教育
国際連合人口基金　UNFPA 女性・リプロダクティブヘルス
国連難民高等弁務官事務所　UNHCR 難　民
国際連合開発計画　UNDP 社会・開発
国際連合大学　UNU 科学・学術
国際連合ボランティア計画　UNV ボランティア
WHO 開発総合研究センター　WKC 保健医療
国際連合人道問題調整事務所　OCHA 人道支援

a)　国連機関名，英語略称，おもな活動分野の順に示した．

1・2・3　保健医療にかかわる国際機関

　保健医療にかかわる国際機関は数多く存在する．また，多くの国連機関・国際機関が日本国内に事務所を開設しており，活動内容などを日本語でも紹介している（表 1・4）．

　a. 国際連合児童基金（United Nations Children's Fund：UNICEF）　第二次世界大戦によって荒廃した国々の子どもたちに緊急の食料を与え，健康管理を行う目的で 1946 年に設立され，開発途上国の子どもや母親に人道援助や開発援助を行ってきた．1989 年の第 44 回国連総会において採択された "児童の権利に関する条約（子どもの権利条約）"を活動の指針とし，子どもの生存，発達，保護，参加という包括的な権利を実現・確保することを任務としている．特に，紛争地域や自然災害時などの緊急事態には子どもたちを保護する環境づく

りや，暴力や搾取から子どもを守る人道支援活動を迅速
に実施している.

**b. 国連難民高等弁務官事務所(United Nations High
Commissioner for Refugees: UNHCR)**

　1950年，第二次世界大戦後の100万人以上の難民
を支援するために国連総会の補助機関をして設立され
た."難民条約"（1951年）や"難民議定書"（1967
年）に基づき，難民の基本的人権の保護を行い自由や安
全を享受できるよう支援を行っている. 難民や庇護を求
める人々などの権利を保護，擁護するとともに，いかな
る人も自己の意思に反して生命や自由が脅威にさらされ
るおそれのある国へ帰還されないようにすることが目標
である. UNHCRの支援対象者は，難民，国内避難民
(internally displaced persons: IDP)，庇護希望者,
帰還民，無国籍者など広範囲にわたる.

**c. 国連エイズ合同計画（The Joint United Nations
Programme on HIV/AIDS: UNAIDS)**　　世界規模
で増大するHIV/エイズ対策のために，1996年に設立
された機関である. WHOの世界エイズ対策計画から事
業をひき継ぎ設置され，本部はスイスのジュネーブにあ
る. WHO，ユニセフ，国連開発計画，国連教育科学文
化機関（ユネスコ），世界銀行など国際機関の共同出資
により，エイズ対策全般にわたる政策開発，研究，技術
提携における支援を行っている.

1・2・4　国際保健医療への日本の協力

　a. 国際協力機構（JICA）　　1962年海外技術協力
事業団，1974年に国際協力事業団を経て，2003年10
月に独立行政法人 国際協力機構（Japan International
Cooperation Agency: JICA）となった. 日本の政府
開発援助（Official Development Assistance: **ODA**）
を一元的に行う実施機関として，開発途上国への技術協
力プロジェクトの実施，有償および無償の資金協力，専
門家の派遣，研修員の受入，機材供与，開発調査などの
調査団派遣，青年海外協力隊やシニアボランティアの派
遣などを実施している. 2020年現在，援助対象の国や
地域は150にのぼり，海外拠点96箇所，国内拠点14
箇所を設置し活動している.

　b. JICAボランティア事業　　ODA予算により
JICAボランティア事業が実施されている. 開発途上

国からの要請に基づき，派遣人材の募集，選考が行われ，訓練を経て派遣している．特に，青年海外協力隊は1965年の事業発足から50年以上の歴史をもち，のべ4万人が，派遣された国の人々と共に生活し，現地の言葉を話し相互理解を図りながらボランティア活動を行っている．看護師，助産師，保健師，栄養士，理学療法士などが草の根レベルで活動している．

c. 国際NGO　　NGO活動は自発的であることが特徴であり，保健医療分野の国際NGOは多様性に富んだ活動を世界各地で展開している．緊急支援を中心に活動するもの，眼科や耳鼻科といった専門領域に限って活動するもの，相手国のひとつの村やひとつの病院に焦点を当てて活動するもの，国際機関と協同しつつグローバルな活動を行うもの，政府に対して批判をしつつ市民の権利擁護（アドボケイト，advocate）を行うものなど，さまざまである．

大規模な自然災害や紛争などの人道支援の現場では，世界各国からのNGOが活躍している．特に，紛争時には，被災国からの要請がなくても現地に駆けつけることのできるNGOが機動力を発揮している．日本では，2000年に政府，経済界，NGOの対等なパートナーシップに基づき，ジャパン・プラットフォーム（Japan Platform: JPF）という緊急人道支援システムが設立した．地域紛争や自然災害が起こると迅速に出動し，被災者に寄り添った活動を展開している．

1・3　プライマリヘルスケアと
ヘルスプロモーション
1・3・1　アルマアタ宣言とプライマリヘルスケア

a. アルマアタ会議　　経済基盤の脆弱，保健医療人材の不足，住民の教育水準などの国際的な格差がある中で，保健医療は一国の対策だけで完結するものではなく，感染症の世界的大流行などの可能性を考えると，国際的な協調が必須である．

世界共通の目標・ゴールとして"2000年までにすべての人々に健康を！"（Health for All by the Year 2000）が設定され，目標達成の戦略として取上げられた理念が，**プライマリヘルスケア**（primary health care: **PHC**）であった．

1978 年 9 月に WHO とユニセフの共催によりアルマ
アタ（カザフスタン共和国）（⇨ コラム **4**）で "プライ
マリヘルスケアに関する国際会議" が開催された. 東
西の政治的大国だけでなく, 143 カ国の政府 67 の機関
（国際機関やボランティア団体を含む）の代表が参加し,
歴史上はじめて世界共通の保健医療目標が採択された画
期的な会議であった.

b. アルマアタ宣言の構成　　アルマアタ宣言では,
"すべての人々に健康を（HFA）" というスローガンと
ともに, 健康が基本的人権であることを明言した. 宣言
は 10 節から構成され, 先進国と開発途上国の間の健康
状況の不平等, 各国の国内における政治的, 社会経済的
不平等に言及し, 人々が保健医療の計画と実施に参加す
る権利と義務があることを明言した.

c. プライマリヘルスケアの基本活動項目　　PHC の
活動を実際に展開するための基本的保健医療サービスと
して, 健康教育, 母子保健など 8 項目を列挙している
（表 1・5）. 健康教育を優先順位の最初に掲げたこと,
狭義の保健医療では通常は扱わない水供給を取上げてい
ること, 基本医薬品という新しい概念を導入したことな
ど, 随所に斬新な発想が盛り込まれた.

d. プライマリヘルスケアの理念　　基本理念である
PHC の重要かつ優れた点は, 表 1・5 に示す保健医療
サービス項目を地域の中で実践していく際の理念と原則
を明確に打ち出したことにある. 理念として, 健康を基
本的人権と位置づけ, 旧来の保健医療にはなかった公平
さと参加という革新的な思想を織り込んだ. 保健医療
サービスは, 医師や看護師などの専門職から一方通行で
与えられるものではなく, 住民や患者の主体的な参画の
もとで実施することが原則とされた.

アルマアタ宣言第 6 節では, PHC の理念を次の一文
に集約している.

"プライマリヘルスケアは, 科学的に有効でかつ社会
的に受容できるやり方や技術に基づく必要不可欠なヘル
スケアである. 自立と自決の精神に則り, コミュニティ
や国がその発展の度合いに応じ負担できる費用の範囲内
で, コミュニティの中の個人や家族があまねく享受でき
るよう, 十分な住民参加のもとで実施されるものであ
る."

この短い文章の中に, 公平なアクセス, 住民参加, 地

<aside>
コラム 4　アルマアタ市（Alma-Ata）

1978 年当時は, 旧ソビエト連邦の都
市. 現在の都市名はアルマトイ（英語では
Almaty）. かつてはシルクロードの天山北
路のオアシスだった. 1997 年までカザフ
スタン共和国の首都で人口は約 150 万人.
現在でも同国で最大の都市であり, 経済・
文化・教育の中心地である.
</aside>

**表 1・5　プライマリヘルスケア（PHC）
の基本活動項目**

1　健康教育
2　水供給と生活環境
3　栄養改善
4　母子保健と家族計画
5　予防接種
6　感染症の予防と対策
7　簡単な疾病やケガの治療
8　基本医薬品の供給

コラム 5　伝統医療者（traditional healer）

　世界三大伝統医学は，中国医学，インドのアユルヴェーダ，ユナニ医学であり，政府公認のもと体系的な医学教育が実施されている．伝統的医療者とは，世界各地で薬草や祈祷や呪術などを使用し地域に伝わる慣習的なケアを行う人を指す．祈祷などを行う呪術師，出産を介助する伝統的産婆，症状に応じて薬草を処方する人などがある．プライマリヘルスケアの現場において，西洋医学と伝統治療との連携・協力の機会が増加している．

コラム 6　保健ボランティア（health volunteer）

　PHC により，多くの国で保健ボランティアが育成され，乳幼児健診，栄養改善，家族計画，エイズ対策など保健医療サービスの一翼を担っている．女性への保健医療サービスを支える女性ボランティアの役割は大きかった．世界の新型コロナウイルス感染症対策の現場で，保健ボランティアが大活躍した．ロックダウンなどにより保健医療者が住民や患者と接触できない中で，地元住民である保健ボランティアが地域密着で住民と病院や役所をつなぐ貴重な役割を果たした．

コラム 7　垂直的・水平的な介入

　垂直的介入は単一疾患対策として行われる．マラリア対策を例に説明する．保健省が立案したマラリア対策の年次計画に従い，州レベル，病院，保健センターに予算と人員が配置され，医薬品や蚊帳が末端まで配布される．上意下達の垂直的介入により，治療患者数の増加や死亡率の減少といった具体的成果が得られやすいが，医師や看護師が1つの疾患対策（マラリア対策）に集中し，基礎的な公衆衛生を担う人材が不足するという弱点も指摘された．
　住民からは，感染症，母子保健，栄養などを包括する地域保健プログラムのような水平的な介入に対するニーズが高い．

域の自立と自決，保健医療コスト，社会的受容性，科学的有効性といった，現在にも通じる重要なキーワードが散りばめられている．

e. 地域の発展に貢献するプライマリヘルスケア

　アルマアタ宣言の第3節では，"人々の健康を増進し，守っていくことは，経済と社会の持続的な発展に不可欠であるとともに，より良い生活の質と世界平和に貢献する"と理想を謳った．第7節では，近代的な教育を受けた保健医療専門職だけでなく，コミュニティのなかの人材を地域の保健医療チームの一員として巻き込み，保健活動をしていくことの重要性に言及した．

　"プライマリヘルスケアには，地域および医療機関における医師，看護師，助産師，医療助手などの医療従事者の活動が必要となる．さらに，コミュニティワーカー，必要に応じて伝統医療者（⇨コラム 5）に頼ることもある．このような人々が保健医療チームとして働き，地域社会の健康課題に対応できるよう，技術的な研修などを受けていくことが望まれる．"

　PHC を実践するために多くの国で保健ボランティア（⇨コラム 6）の研修プログラムが実施された．

f. プライマリヘルスケアに対する批判と修正

　アルマアタ宣言以来40年の間には，PHC の理念と実践をめぐり，さまざまな批判と修正が加えられた．特に 1980 年代から 90 年代にかけて，予防接種，下痢症対策，マラリア対策など個別の疾患に特化した垂直的（vertical）な介入と，コミュニティ全体の支援に基盤を置いた水平的（horizontal）な活動の間で，激しい論争が繰りひろげられた（⇨コラム 7）．ドナー機関や専門家集団は，戦略が明快で成果を数値化し評価しやすい垂直的プロジェクトを後押しする傾向が強く，草の根 NGO などは地域住民のエンパワメントの視点から，水平的プロジェクトに親和性をいだいていた．

g. アスタナ会議

　アルマアタ宣言から 40 年が経過した 2018 年に，WHO はカザフスタン共和国の首都アスタナ（⇨コラム 8）で PHC に関する国際会議を開催した．国連加盟国が全会一致でアスタナ宣言を採択し，**ユニバーサル・ヘルス・カバレッジ（UHC）**（§1・3・4 b. 参照）を達成するための重要な一歩として，PHC の強化を誓った．現在，WHO では，PHC をヘルスプロモーション，疾病予防，治療，リハビリテーショ

ン，緩和ケアを含む社会全体に対するアプローチとしてとらえている．

1・3・2　オタワ憲章とヘルスプロモーション

a. オタワ憲章　　1986 年に，WHO が主催した "第 1 回 ヘルスプロモーションのための国際会議" がカナダのオタワ（⇨ コラム **9**）で開催された．200 人以上の研究者などと 38 カ国の代表が集まり，ヘルスプロモーションに関する経験と知識について意見交換し，オタワ憲章としてまとめた．

先進国のニーズに焦点を当てて討議が行われたが，すべての地域における関心事項も考慮に入れた．プライマリヘルスケアに関するアルマアタ宣言や WHO 総会の議論もふまえ，世界全体の新しい公衆衛生運動に対する期待に応えるものであった．

b. オタワ憲章の基本戦略　　オタワ憲章では，健康づくりのための基本的な土台としての貢献と資源を具体的に掲げ（表 1・6），ヘルスプロモーションの基本的戦略として，唱道する（advocate），能力をつける（enable），調整する（mediate）の 3 つを定めた．

"唱道する" ことは，政治・社会・文化・環境・行動を健康にとって望ましいものにするために，積極的な働きかけを行うことである．

"能力をつける" ことは，現状の健康格差を減らし，すべての人々が健康面で潜在能力を十分に発揮できるようにするための機会や資源を等しく確保することである．

"調整する" 対象は，政府，保健部門，他の社会・経済部門，NGO，ボランティア団体，地方自治体，産業，メディアなど，活動する関係機関すべてに及ぶ．

c. ヘルスプロモーション　　ヘルスプロモーションは，人々が自らの健康に主体的に取組み，改善していくプロセスである．個人の行動変容だけでなく，社会的かつ環境的な幅広い介入を必要とする．そのためには，狭義の公衆衛生的対策だけでなく，国，行政，地域社会，個人が健康とウェルビーイングの課題に対処できる環境整備が求められる．ヘルスプロモーションは，健康公共政策を構築し，環境づくりを支援し，コミュニティを活性化し，個人の能力を強化することによって達成していくものである．オタワ憲章が提唱されて以降さまざまな

コラム 8　アスタナ市（Astana）

カザフスタン共和国の首都．1997 年にアルマトイから遷都された．アスタナ宣言が出された後の 2019 年に，ヌルスルタンに改称された．人口は約 100 万人．日本人建築家の黒川紀章氏がデザインした斬新な都市景観が知られている．

コラム 9　オタワ市（Ottawa）

カナダの首都．1867 年にカナダが独立したときからの首都である．英語圏，フランス語圏の中間地点に位置し，多民族多言語である．行政機関や研究機関が多い閑静な街並みである．人口約 101 万人．冬の寒さは格別であり，カザフスタン共和国のヌルスルタンなどとともに，世界でも極寒の首都として知られる．

表 1・6　健康のための基本的な貢献と資源（オタワ憲章）

- 平　和
- 住　居
- 教　育
- 食　物
- 収　入
- 安定した生態系
- 持続可能な資源
- 社会的正義と公平性

議論を積み重ね，ヘルスプロモーションは，現在，公衆衛生分野における中核的な概念として広く認識されている．

d. ヘルスプロモーションの実践　ヘルスプロモーションに基づき，世界各国では具体的な健康政策を展開している．世界各国の都市で行われている"健康都市（ヘルシー・シティ）づくり"では，労働，教育，環境などの多分野協働による健康の公正性の確保も重要な課題である．学校保健では"health promoting school（学校を通した健康づくり）"として，環境や栄養に関する教育と実践を通し，感染症や非感染性疾患（non-communicable diseases: NCDs）の生涯にわたる予防につなげる試みが行われている．また，労働領域におけるヘルスプロモーションも重要な課題になっている．

日本では，2000年から開始された"健康日本21"にも大きな影響を与えた．近年，住民一人ひとりが健康づくりに取組むために必要な知識・技術を身につける働きかけが行われており，行政，保健医療機関，専門家が保健医療サービスを提供するだけではなく，住民やコミュニティが主体的に健康づくりに参画できる機会を共有する取組みが増えている．

1・3・3 ミレニアム開発目標（MDGs）

a. 国連ミレニアム宣言　2000年9月に国連ミレニアム・サミットがニューヨークの国連本部で開催された．本会議で採択された国連ミレニアム宣言は8つの章と32の主要目標からなり，平和と安全，開発と貧困，環境，人権とグッド・ガバナンス（良い統治）などを21世紀の重要課題として掲げた．この国連ミレニアム宣言と，90年代に開催された多くの国際会議〔国際人口開発会議（カイロ，94年），世界女性会議（北京，95年）など〕やサミット〔地球環境サミット（リオデジャネイロ，92年）〕で提唱された開発目標を統合し，2001年に一つの共通の枠組みとしてまとめたものが"ミレニアム開発目標（Millennium Development Goals: MDGs）"である．

b. ミレニアム開発目標（MDGs）　MDGsは，2015年までにすべての国連加盟国が達成すべきものとして，8つの目標を掲げた（表1・7）．貧困対策，初等教育，ジェンダー，環境，グローバルな協働などの項目

表1・7　ミレニアム開発目標（MDGs）

1　貧困と飢餓の根絶
2　普遍的な初等教育の実現
3　ジェンダー平等の推進と女性の地位向上
4　乳幼児死亡率の減少
5　妊産婦の健康の向上
6　HIV/エイズ，マラリア，その他の疾病の蔓延防止
7　持続可能な環境の確保
8　開発のためのグローバルな協働の展開

があり，目標 4,5,6 の 3 つの目標（乳幼児死亡率の削
減，妊産婦の健康改善，感染症対策）は保健医療に関連
したものである．21 世紀の初頭には，アフリカにおけ
る HIV/ エイズの急速な拡大があり，生存や健康が人類
にとって大きな危機となっていた当時の状況を反映して
いた．

　ミレニアム開発目標は単なる努力目標ではなく，母子
保健については，"2015 年までに 5 歳未満児の死亡率
を 3 分の 2 減少させる"，"2015 年までに妊産婦の死
亡率を 4 分の 3 減少させる"などの具体的な数値目標
値と期限が設定されていた．

　c. ミレニアム開発目標の成果　　MDGs により，世
界全体の健康状況は大きく改善した．たとえば，世界全
体の 5 歳未満児の死亡数は 1260 万人（1990 年）から
590 万人（2015 年）に減少した．HIV/ エイズ，マラ
リア，結核についても，適切な治療や予防法を受けるこ
とのできる人が増え，患者数も明らかな減少を示した．
教育面においても，世界全体の純就学率は男児，女児と
もに増加し，サハラ以南のアフリカにおいても 80 % 以
上となった．

　一方，MDGs で達成できなかったことも存在し，それ
が"持続可能な開発目標（SDGs）"にひき継がれた．具
体的には，豊かな国と貧しい国の格差だけではなく，低
中所得国を含む多くの国において，都市と農村，富裕層
と貧困層という国内の経済格差が増大した．また，気候
変動や生物多様性など環境問題が健康や生命に影響を及
ぼすようになり，"地球を環境破壊から守る"あるいは
"次世代に地球を残す"ことに対する緊急性が高まった．

1・3・4　持続可能な開発目標（SDGs）

a. 持続可能な開発のための 2030 アジェンダ

　2015 年 9 月に開催された第 70 回 国連総会で"わた
したちの世界を変革する（Transforming Our World）
持続可能な開発のための 2030 アジェンダ"が採択さ
れた．2030 年までにわたしたちの世界を変革するため
の手段が SDGs であった．そのうえで"この偉大な共
同の旅に乗り出すにあたり，われわれは誰も取り残され
ないことを誓う．そしてわれわれは，最も遅れていると
ころに第一に手を伸ばすべく努力する"というすばらし
い理念が明記された．一方，誰も取り残されない，最も

表 1・8 持続可能な開発目標（SDGs）

世界を変えるための 17 の目標
1 貧困をなくそう
2 飢餓をゼロに
3 すべての人に健康と福祉を
4 質の高い教育をみんなに
5 ジェンダー平等を実現しよう
6 安全な水とトイレを世界中に
7 エネルギーをみんなに　そしてクリーンに
8 働きがいも経済成長も
9 農業と技術革新の基盤をつくろう
10 人や国の不平等をなくそう
11 住み続けられるまちづくりを
12 つくる責任つかう責任
13 気候変動に具体的な対策を
14 海の豊かさを守ろう
15 陸の豊かさも守ろう
16 平和と公平をすべての人に
17 パートナーシップで目標を達成しよう

遅れているところに手を伸ばすということをこれほど強調しなければいけないくらい，世界の国と国の格差，同じ国内での経済や社会格差が広がっていたという事実を忘れてはならない．

　この 2030 アジェンダにおいて，17 の持続可能な開発目標（SDGs）があげられ，169 の具体的なターゲットが設定された．MDGs のシンプルなメッセージと比較すると，貧困，食料，栄養，保健医療，教育，ジェンダー，水と衛生，雇用，産業，居住，消費，気候変動，海洋資源，森林，生物多様性，司法制度，グローバル・パートナーシップといった，人と自然にかかわるすべての事項を網羅している（表 1・8）．格差のない健全で持続可能な地球を次世代に残すために，先進国や開発途上国の垣根を超えて，行政，企業，NPO，市民が一体となって協調しようという野心的な提案であった．

　b. SDGs の目標 3 "保健医療"　　保健医療に関しては，目標 3 において "あらゆる年齢のすべての人々の健康的な生活を確保し，ウェルビーイングを促進する" という形で，先進国と開発途上国の区別なく取組むことの重要性を指摘した（表 1・9）．MDGs から継続した課題である母子保健や感染症対策のほかに，非感染性疾患（NCDs），リプロダクティブヘルス，薬物乱用・アルコール乱用，交通事故，環境汚染が取上げられ，ユニバーサル・ヘルス・カバレッジ（universal health coverage: UHC）という新しい概念を強調した．

　UHC とは，だれもがどこでも金銭的に困ることなく，必要な保健医療ケアを受けられる状態のことをいう．質の高い基礎的な保健医療サービスへのアクセスとともに，安全で効果的な必須医薬品とワクチンへのアクセスが強調されている．

　c. SDGs 時代のプライマリヘルスケアとヘルスプロモーション　　新型コロナウイルス感染症（COVID-19）の世界的大流行（パンデミック）により，欧米諸国の大病院で医療崩壊が生じ，多くの国で受診抑制が起こり，基礎的な保健医療サービスへのアクセスが阻害された．一時的にせよ，UHC が破綻した状況のなかで，プライマリヘルスケアと健康教育の重要性が世界中で再認識されることになった．感染症にも NCDs にも同時に対応できる強靭な保健医療体制の構築が望まれている．

　PHC を基盤としたヘルスプロモーション，疾病予防，

表 1・9 SDGs 目標 3

あらゆる年齢のすべての人々の健康的な生活を確保し，ウェルビーイングを促進する
1 妊産婦死亡率（出生 10 万対）を 70 未満に削減
2 新生児死亡率（出生千対）を 12 以下，5 歳未満児死亡率（出生千対）を 25 以下に削減
3 エイズ，結核，マラリア，顧みられない熱帯病の根絶
4 非感染性疾患による若年死亡率を 3 分の 1 に減少
5 薬物乱用やアルコールなどの乱用の防止・治療
6 交通事故による死傷者を半減
7 リプロダクティブヘルスの国家戦略・計画への組入れ
8 ユニバーサル・ヘルス・カバレッジ（UHC）の達成
9 有害化学物質，大気・水質・土壌の汚染による死亡・疾病の減少
a すべての国における たばこ規制の強化
b 感染性および非感染性疾病に対するワクチンおよび医薬品の研究開発
c 開発途上国における保健財源および保健人材の定着と拡大
d すべての国における世界的規模の健康リスクに対する早期警告，リスクの緩和・管理能力の強化

治療，リハビリテーション，緩和ケアを含む包括的な
アプローチの重要性がますます高まっており，幅広い
学問分野との協働による学際的なアプローチとともに，
PHC とヘルスプロモーションが大切にしてきた人々を
主軸に置いたアプローチが求められる．まさに，20 世
紀後半に生み出された，PHC とヘルスプロモーション
という社会的な広がりをもつ理念と実践が，SDGs の
時代においてより重要性を増している．

2 日本における健康にかかわる制度・法律

2・1 健康政策の歴史的変遷
2・1・1 第二次世界大戦前の健康課題と対策

　公衆衛生行政は，衛生水準の向上を目指して明治期に始まった．1870 年代のコレラの世界的な大流行，天然痘，結核などの流行により公衆衛生行政の重要性が認識され，1874 年に，医学教育・医療・薬・衛生に関するさまざまな制度を包含した "医制" が発布された（⇨コラム **1**）．

　第一次世界大戦（1914 年 7 月から 1918 年 11 月），第二次世界大戦（1941 年 12 月から 1945 年 8 月）と日本の戦時下における "健康" 対策は，国民の権利ではなく，"富国強兵" 策の下で，戦力強化のための国に対する義務として進められた．男性には "戦う" ための，女性には "産む" ための "健康" が求められ，第二次世界大戦終結まで，国民は，国の方針に異論を唱えることはできなかった．

　1937 年には **"保健所法"** が制定され（⇨コラム **2**），"産めよ殖やせよ" のスローガンの下，戦力としての国民の体力増強，人口増加を目的とした母子保健が保健所の重要な役割とされ，この役割を遂行するために保健婦が誕生した．"保健所法" では保健所職員としての "保健婦" が明示され，"保健婦 3 名が保健所事業のための最低限の職員数" と規定されたが，保健婦としての資格・免許はなく，産婆や看護婦免許保持者などが保健婦として採用された．

　1938 年には，**厚生省**（⇨コラム **3**）が設置され，結核対策，母子保健対策が進められた．1941 年には "保健婦規則"（⇨コラム **4**）が制定され保健婦教育が開始された．1942 年には妊産婦手帳制度が導入され，妊産婦の医療機関での受診が一般的ではなかった時代にあって，出産までの記録を継続していくことの意義は大きく，1918 年には 188.6 であった乳児死亡率（1000 出生当たりの生後 1 年未満の乳児の死亡数）の減少につながったとされている．

コラム 1　医 制

　1874 年に文部省より，"国民の健康を保護し，疾病を治療し及びその学を隆興すること" を目的に医制が "東京京都大阪の三府への達" として発布された．欧米の医療制度を参考に，日本の厚生行政の基本方針を示したもので全 76 条からなっている．衛生行政体制の整備や医学教育を確立し，医療関係者の質の向上を図るための免許制度などが定められている．なお，看護職に関しては，1899 年に産婆名簿登録規則が発布され，産婆（現・助産師）に対する免許制度が確立した．

コラム 2　保健所法

　1937 年に保健所法は制定された．第一次世界大戦下の衛生行政の目標は，結核死亡率や乳児死亡率などの改善に加えて，人口を増加させ，国民の体力を積極的に向上し国防に資することであり，国民の体力を向上させる役割を担う機関として全国に 49 箇所の保健所が設置された．1947 年に GHQ の勧告を受けて新しい保健所法が成立した．それに伴い，衛生法規も整備されて公衆衛生活動が活性化した．

コラム 3　厚生省

　1938 年，国民の体力向上，結核などの感染症の予防および傷痍軍人や戦死者の遺族に関する行政を行う機関として，内務省から衛生局および社会局を分離するかたちで，厚生省が設置された．1947 年に労働行政に関する部門は労働省として，環境・公害部門は環境庁として分離されたのち，さらに，2001 年の省庁再編により，労働省と合併し厚生労働省となった．

コラム❹ 保健婦規則

1941年 "保健婦規則" が制定された. 保健婦とは "保健婦の名称を使用して疾病予防の指導, 母性又は乳幼児の保健衛生指導, 傷病者の療養補導其の他日常生活上必要な保健衛生指導の業務を為す者" で, "年齢18歳以上の女子で保健婦試験に合格し地方長官の免許を受けたるものに限る" と規定された. これにより資格 (免許) を保持する保健婦が確立した.

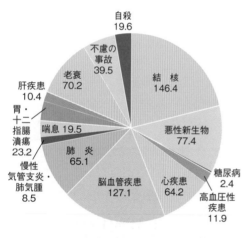

図2・1 1950年の死亡率 国立社会保障・人口問題研究所, 主要死因別死亡数, 率および割合 (1950～2018年) に掲載のデータより作成 (数値は人口10万対).

コラム❺ 結核予防法

1951年に制定された. 他の感染症には適用されない登録制度や公費負担医療などの結核特有の対策が結核予防法に基づいて実施された. 2007年に結核を含めた感染症対策を総合的に推進するために結核予防対策も統合した "感染症の予防及び感染症の患者に対する医療に関する法律 (感染症法)" が施行され, 結核予防法は廃止となった.

2・1・2 第二次世界大戦後の健康課題と対策

第二次世界大戦の終結 (1945年) 後, 国民が生活に必要な物資も入手できない時期が続き, 多くの病院では医師や看護婦の人材不足, 医薬品不足に陥っていた. 衛生状態は劣悪で天然痘, コレラなどの感染症の蔓延や食糧不足による重度の栄養失調など健康上の課題に直面していた. このような状況の中, GHQの指導のもと, 日本の医療制度, 医療水準の向上のための整備が開始された. 厚生省には公衆衛生局, 医務局, 予防局が, 地方自治体には衛生部局が設置され, 公衆衛生・福祉体制の整備や公衆衛生学的な立場からの健康の保持, 感染症の予防などの対策が講じられることとなった.

2・1・3 第二次世界大戦前後の保健婦の活動

保健婦の主たる業務は, 結核対策と母子保健対策であった.

a. 結核対策 結核は死亡原因の1位を占めており (図2・1), 患者個人への対応と公衆衛生対策が重視された. 1919年に **"結核予防法"** として制定された法律が, 1951年に廃止され, 新たな "結核予防法" (⇨ コラム❺) として制定され, 結核の予防や結核患者に対する適正な医療の普及を図り, 個人的, 社会的な害を及ぼす結核を防止することが明示された. 保健所が中心となって実施し, 徹底した患者管理, 入院隔離管理を行った. さらに, 治療薬の開発により結核は "死の病" ではなくなり, 結核死亡率・罹患率は急速に減少した. 胸部レントゲン検査, 乳児・学童へのBCG接種が導入され, 結核患者の治療費の公費負担などが行われた. 1955年には総医療費の27.4%を占めていた結核医療費は1970年には5.4%, 80年代後半には1%以下に低下した.

b. 母子保健対策 1947年に "児童福祉法" が制定され, 子どもに対する福祉が着目されるようになり, 子どもの虐待防止の項目も含まれた. 1948年には母子手帳の配布が始まった.

1965年には **"母子保健法"** が制定され, 母性, 乳児, 幼児の健康の保持, 増進を図るために保健指導, 疾病の予防や早期発見を目的とした健康診査 (1歳6カ月健診, 3歳児健診), 先天性代謝異常のスクリーニングなどが整備された. これら保健対策は現在も続いている.

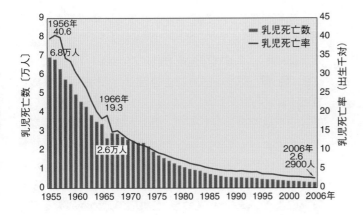

図2・2　乳児死亡数と死亡率の年次推移
厚生労働省 2007 年度 "日本における人口動態―外国人を含む人口動態統計" の概況，厚生労働省ウェブサイト https://www.mhlw.go.jp/toukei/saikin/hw/jinkou/tokusyu/gaikoku07/05.html

保健師（婦）の地域保健活動が，戦後の日本の乳幼児死亡率の急速な低下に大きく貢献した（図2・2）．

c. 駐在保健婦　　1942 年に "国民保健指導方策要綱" により保健所活動が住民に公平に行き渡るようにするために保健所保健婦が管内の島しょを含めた市町村に駐在し，住民の健康指導にあたる保健婦駐在制度が始まった．保健婦駐在制は，香川県から始まり全国に波及していった．駐在保健婦の制度は 1997 年の "地域保健法" の施行まで沖縄県で続いた．

d. 開拓保健婦　　第二次世界大戦直後から戦災者の疎開場の確保と食糧増産を目的に北海道などの開拓が始まった．開拓者にとって慣れない仕事と新しい環境での生活は厳しいものであった．開拓者に同行し，開拓者の健康管理および生活面のサポートを提供したのが開拓保健婦であった．医療環境や交通事情が悪かった北海道や東北地方で，住民は健康上の問題を身近な開拓保健師に相談し指導を受けた．開拓保健婦の活動は約 20 年間続いた．

2・2　看護職にかかわる制度・法律
2・2・1　看護職（保健婦，助産婦，看護婦）の　　　　　資格・業務の変遷
　看護職にかかわる規定の変遷を図2・3に示す．

a. 産婆（助産師）　　産婆が初めて制度的に "職" として明示されたのは 1868 年（明治元年）の**産婆取締規則**で，産婆（現・助産師）による堕胎や売薬を禁止するものであった．その後，医療制度にかかわる規定としての **"医制"**〔1874 年（明治 7 年）〕において産婆の免許制が規定され都道府県知事が，地方の産科医に嘱託

し，簡易な筆記および口頭試験を実施し免許証を交付した．1899（明治32）年の"産婆規則"では，産婆名簿登録規則，産婆試験規則が制定された．

b. 看 護 婦　日本における近代看護婦の養成は1885年（明治18年）に始まったが，看護婦資格の公的な規定は存在しておらず，養成を修了した者が看護人として就業しており，養成や認定に関する事項（看護婦の定義，免許制度の有無，免許取得の年齢要件，看護婦見習いの規定，看護婦甲種と乙種の分類など）は，都道府県によって異なっていた．これらの定めが異なる他県への看護婦の移動や，感染症の流行や医療施設の増加に

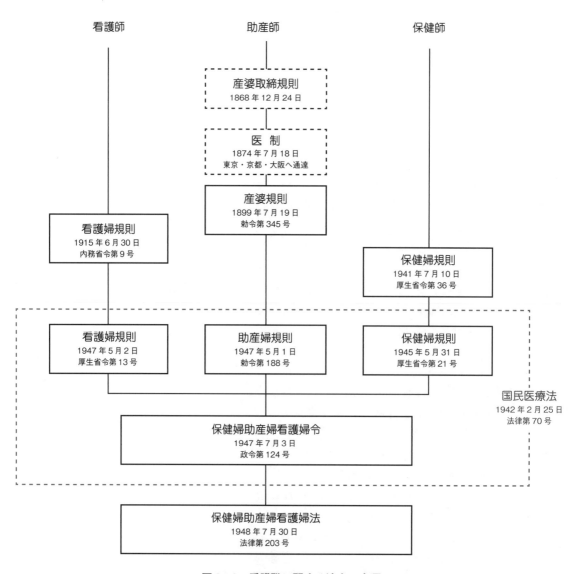

図2・3　看護職に関する法令の変遷

よる看護婦の需要の高まり，日露戦争，第一次世界大戦
での活動による看護婦の社会的評価の高まりに伴い看護
婦の志願者数が増加したことなどから，全国的に統一し
た規定が必要とされ，1915年（大正4年）に**看護婦
規則**が制定された．

　看護婦規則では，看護婦を"公衆の需に応じ，傷病者
又は褥婦看護の業務を為す女子を謂う"（第一条）と定
義，資格取得の要件として18歳以上，1年以上の養成
教育の修了などの基準が示され，看護婦免許（1年以上
の看護教育を受けた後，看護婦試験に合格した者に免許
を与える）と准看護婦免許（すでに看護婦として就業し
ている者に免許を与える）が規定された．

　c. 保 健 婦　　高い乳児死亡率（188.6/出生千対，
1918年当時）を改善するために打ち出された"小児保
健所計画"（1926年）の中で，乳幼児を訪問する専門
職として保健婦の名称が初めて公的に用いられた．その
後，1937年（昭和12年）に制定された"保健所法"
の中で保健婦が明記された．結核対策や母子保健活動を
行っていた保健婦に対する需要の高まりから1941年
に**保健婦規則**が制定された．保健婦は，"疾病予防
の指導，母性又は乳幼児の保健衛生指導，傷病者の療養
補導その他日常生活上必要なる保健衛生指導の業務を為
す者"とされ，免許を取得するための保健婦試験の受験
資格として，1年以上の看護または産婆教育を受けてい
ることが条件とされた．

2・2・2　保健師助産師看護師法

　a. 保健婦助産婦看護婦法の制定　　第二次世界大
戦後，GHQの主導で看護改革が行われた．改革の大き
な方針は，産婆規則・看護婦規則・保健婦規則を一本化
し，看護教育制度を整備し，質を高めることであった．
1942年に制定された**国民医療法**に基づき，1947年に
保健婦助産婦看護婦令が制定された．その後，国民医療
法が廃止され，1948年に"保健婦助産婦看護婦法（保
助看法）"が制定された．

　看護婦として甲種・乙種が設けられ，**甲種看護婦**は高
等学校卒業後，3年以上の教育を受け国家試験に合格す
ること，**乙種看護婦**（急性かつ重症者・褥婦の世話を除
き甲種看護婦と同様の業務を行うことができる）は中学
校卒業後，2年以上の教育を受けて都道府県知事の実施

表2・1　保健師助産師看護師法に規定されている看護職の身分・業務など

	資格（免許の交付）	養成期間	業　務
看護師	厚生労働大臣 （国家資格）	3年以上	傷病者もしくは褥婦に対する ・療養上の世話 ・診療の補助
准看護師	都道府県知事	2年以上	看護師と同じ
保健師	厚生労働大臣 （国家資格）	1年以上	保健指導
助産師	厚生労働大臣 （国家資格）	1年以上	・助産 ・妊婦，褥婦もしくは新生児の保健指導

する試験に合格すること，保健婦・助産婦は看護婦教育に加えそれぞれ1年以上の教育を受け，国家試験に合格することが免許取得の要件とされた．免許取得者は国（看護師，保健師，助産師）や都道府県（准看護師）の看護婦籍などに登録された．看護職の養成教育に関する養成所指定規則も規定された（§2・2・2 c）．

現行の保助看法における，看護職の業務を表2・1に示す．看護師，助産師は名称独占および業務独占（⇨コラム6）がされているが，保健師は名称独占のみで，業務独占はされていない．

b. 保健師助産師看護師法の改正　時代・社会のニーズに的確に応え国民，患者などに最善の看護を提供するために1948年に制定された保助看法は，表2・2に示すにようにたびたび改訂されてきた．

改正のおもなものは以下の通りである．

① **准看護婦**の導入　1951年

甲種・乙種に区別されていた看護婦の資格を廃止し“看護婦”に一本化すると同時に，“准看護婦”の資格（都道府県知事により交付）が新たに設けられた．

② **男性保健士**の導入　1993年

保健婦，助産婦の資格取得は女性に限られていたが，男性も“保健士”の資格を取得できるようになった．助産師の資格取得は，現在も女性に限られている．

③ **看護職の名称変更**　2001年

看護婦（男性：看護士），保健婦（男性：保健士），助産婦の名称が，それぞれ看護師，保健師，助産師に変更された．

コラム6　名称独占および業務独占

名称独占とは，資格を有する者だけが，その名称を名乗ることが認められることで，看護師資格を有していない者は“看護師”と名乗ることはできない．業務独占とは，資格を規定する法律（保助看法）に規定されている業務について，資格を有する者だけが独占的にその業務を行うことができることである．

④ 看護師の養成課程としての"大学"　2009 年

　　1992 年の"看護婦等の人材確保の促進に関する法律（人確法）"（§2・2・3 参照）の制定などに伴い，看護大学の数は増加の一途にあり，看護師国家試験受験資格として"大学卒業"が追記された．保助看法において看護の基礎教育が学校教育法の"高等教育（大学以上）"に位置づけられた．

⑤ 看護職の**卒後臨床研修の法制化**　2009 年

　　医師と同様に看護職に対しても卒業臨床研修が義務づけられ（努力義務），各病院などが自主的に行ってきた新人研修などが保助看法および人確法で明示され，看護職の資質向上を目指した取組みが法律に基づいて行われることとなった．

⑥ **特定行為に係る看護職の研修制度**　2014 年

　　指定された研修を指定機関において修了した看護師は，特定行為（診療の補助行為の一部）を手順書（医師の包括的指示）により実施できることとなった．

c. 看護職の養成教育（基礎教育）　　看護の質を担保するために，養成教育を充実させ，保健師，助産師，

表 2・2　保健師助産師看護師法のおもな改正内容[a]

改正年月日		改正内容
1948（昭和 23）	7 月 30 日	保健婦助産婦看護婦法制定
1951（昭和 26）	4 月 14 日	甲種・乙種看護婦の区別の廃止と准看護婦の創設
1993（平成 5）	11 月 19 日	男性保健士の創設
2001（平成 13）	6 月 29 日	・障害者にかかる欠格事由の適正化を図るとともに，素行の著しく不良な者の条項などを削除 ・守秘義務を規定
2001（平成 13）	12 月 12 日	男女の資格名称"婦"，"士"から"師"に統一
2006（平成 18）	6 月 21 日	・保健師・助産師・看護師および准看護師の名称独占 ・保健師・助産師の免許登録要件に看護師国家試験合格を追加 ・業務停止等の行政処分を受けた看護師等の再教育などを規定
2009（平成 21）	7 月 15 日	・看護師の国家試験受験資格に"大学"を明記 ・保健師助産師の教育年限を"6 カ月以上"から"1 年以上"に変更 ・卒後臨床研修の"努力義務[†]"
2014（平成 26）	6 月 25 日	看護師の特定行為に係る研修制度の創設

†　"看護師等の人材確保の促進に関する法律（人確法）"の改正も同時に行われている．
　人確法では施設責任者の努力義務として，保健師助産師看護師法では看護職の受講の努力義務として規定されている．
a）　保健師助産師看護師法はこれまでに上記含め本体および関連法の一部改正に伴い，27 回法改正されている．

　看護師の資格取得のための受験資格を明確にし，養成教育の基準を指定規則として規定している.

　1948年の"保健婦助産婦看護婦法"の制定に伴い保健師，助産師，看護師の資格は国家資格に位置づけられ，国家試験受験資格が保助看法19，20，21条に規定され，それぞれの養成教育の基準（教育内容，単位数など）が，**保健婦助産婦看護婦学校養成所指定規則**（1951年，以下，指定規則）によって規定された.

　保健医療を取巻く環境の変化に対応した質の高い看護職を養成するために，養成教育の内容や必要単位数などは定期的に見直されてきた（図2・4）.

　1951年の指定規則では，"外科学およびその看護法"，"内科学およびその看護法"など疾病の治療，処置などを中心にした科目として定められていた. しかし，1967年の指定規則の大改革により，看護の役割に着目した看護教育が必要とされ，"看護学概論"，"成人看護学"，"小児看護学"，"母性看護学"など看護の対象者に焦点を合わせた科目に変更された. その後，"老年看護学"，"精神看護学"，"在宅看護論"，"地域・在宅看護論"などの科目が追加され，現在に至っている. 最新の保健師，助産師，看護師に関する指定規則の概要を表2・3〜表2・5に示す.

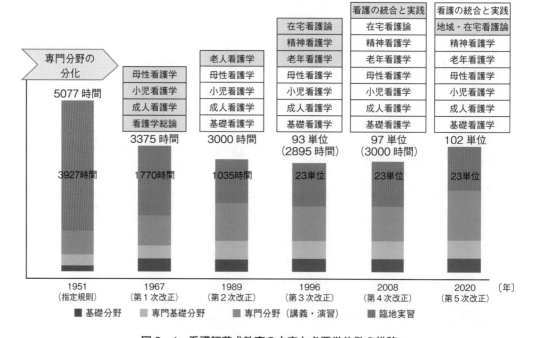

図2・4　看護師養成教育の内容と必要単位数の推移

　2017 年には，"学士課程においてコアとなる看護実践能力"の修得を目指した学修目標として"看護学モデル・コア・カリキュラム"が文部科学省によって提示さ

表2・3　保健師助産師看護師学校養成所指定規則（保健師）（2022 年施行）[a]

教育内容	単位数	備　考
公衆衛生看護学	18	
公衆衛生看護学概論	2	
個人・家族・集団・組織の支援		
公衆衛生看護活動展開論	16	
公衆衛生看護管理論		健康危機管理を含む
疫学	2	
保健統計学	2	
保健医療福祉行政論	4	
臨地実習		
公衆衛生看護学実習	5	保健所・市町村での実習を含む
個人・家族・集団・組織の支援実習	2	継続した指導を含む
公衆衛生看護活動展開論実習		
公衆衛生看護管理論実習	3	
合　計	31	

2022 年改訂のおもな点
・昨今の災害の多発，児童虐待の増加などの中，疫学データおよび保健統計などを用いて地域をアセスメントし，健康課題への継続的な支援と社会資源の活用などの実践能力を強化するために，事例を用いた演習などにより公衆衛生看護学の内容を充実
a）統合カリキュラムの単位数は削除した.

表2・4　保健師助産師看護師学校養成所指定規則（助産師）（2022 年施行）[a]

教育内容	単位数	備　考
基礎助産学	6	
助産診断・技術学	10	
地域母子保健	2	
助産管理	2	
臨地実習	11	実習中の分べんの取扱いについては，助産師または医師の監督の下に学生 1 人につき 10 回程度行わせること．この場合において，原則として，取扱う分べんは，正期産・経膣分べん・頭位単胎とし，分べん第一期から第三期終了より 2 時間までとする
助産学実習		
合　計	31	

2022 年改訂のおもな点
・周産期のメンタルヘルスやハイリスク妊産婦への対応，正常からの逸脱の判断や異常を予測する臨床判断能力，緊急時に対応できる実践能力を養うための助産診断
・技術学の内容を充実・産後うつや虐待などの支援として，地域における子育て世代を包括的に支援する能力が求められていることから，産後 4 カ月程度まで の母子のアセスメントを行う能力を強化するために地域母子保健の内容を充実
a）統合カリキュラムの単位数は削除した.

れ，医師，歯科医師，薬剤師の教育（大学教育）と同様に，大学における看護師教育は**"看護学教育モデル・コア・カリキュラム"**に沿った教育が進められる径（みち）が開かれた．

一方では，看護職の養成教育（基礎教育）は，大学院（保健師，助産師），大学，短大，専門学校など多様化しているのが現状である（図2・5）

d. 卒後研修（現任教育）　現任看護職の質の担保のためには研修が重要であり，一定の規模以上の医療施設では研修プログラムを工夫し，研修が進められている．保助看法（28条の2）および人確法（第5条）の

表2・5　保健師助産師看護師学校養成所指定規則（看護師）[a]
（2022年施行）

教育内容		単位数	
基礎分野	科学的思考の基盤	14	
	人間と生活・社会の理解		
専門基礎分野	人体の構造と機能	16	
	疾病の成り立ちと回復の促進		
	健康支援と社会保障制度	6	
専門分野	基礎看護学	11	
	地域・在宅看護論	6	
	成人看護学	6	
	老年看護学	4	
	小児看護学	4	
	母性看護学	4	
	精神看護学	4	
	看護の統合と実践	4	
	臨地実習[†]	23	
	基礎看護学		3
	地域・在宅看護論		2
	成人看護学		4
	老年看護学		
	小児看護学		2
	母性看護学		2
	精神看護学		2
	看護の統合と実践		2
合　計		102	

2022年改訂のおもな点
・情報通信技術（ICT）を活用するための基礎的能力やコミュニケーション能力の強化に関する内容を充実
・臨床判断能力や倫理的判断などに必要な基礎的能力の強化のため解剖生理学などの内容を充実・対象や療養の場の多様化に対応できるよう内容を充実し，"在宅看護論"を"地域・在宅看護論"に名称変更
†各養成所の裁量で領域ごとの実習単位数を一定程度自由に設定できるよう，臨地実習の単位数（23単位）を設定
a）統合カリキュラムの単位数は削除した．

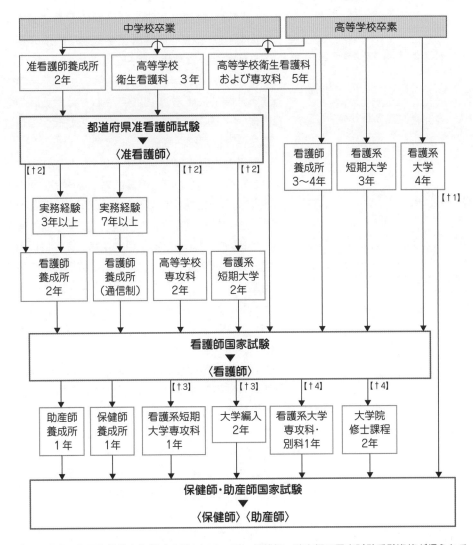

†1　それぞれの課程で必要な単位を修得することによって，保健師・助産師の国家試験受験資格が得られる.
†2　入学資格は，高等学校を卒業した准看護師
†3　入学資格は，看護系大学・短期大学（3年）・看護師養成所（3年以上）を卒業した看護師
†4　入学資格は，4年以上の専門学校のうち，文部科学大臣が認めた課程の修了者および大学を卒業した看護師

図2・5　看護職の養成教育課程

改正（2009年）により，看護職に対する卒後臨床研修の実施が義務（努力義務）づけられた. 卒後臨床研修を義務化し，小規模施設の看護職も含めたすべての看護職が研修（新人研修や定期的な研修）を受けられる仕組みづくりが必要である. 日本看護協会や都道府県看護協会により看護職に対する研修プログラムが提供されている. また，看護職は，看護に関連した学会などに所属し，学術集会や学会の行う研修などに参加し自己研鑽につとめている.

コラム❼　看護制度を所管するための国の行政組織

　厚生労働省には"医政局看護課"が設置されており，文部科学省には"高等教育局医学教育課"が設置され，看護教育専門官が配置されている．

コラム❽　ナースセンター

　"人確法"に基づき，看護師などの就業の促進のための事業などを行う施設として法定化された組織である．中央ナースセンターと都道府県ナースセンターがあり，看護職の職業紹介や就業支援のための相談事業などが行われている．

2・2・3　看護師等の人材確保の促進に関する法律

　高齢化の進展や保健医療を取巻く環境の変化に伴って，質の高い看護職の確保の必要性が増大していることを背景に，1992年，"看護婦等の人材確保の促進に関する法律（人確法）"が制定された（看護職の名称変更に伴い，2001年に"看護師等の人材確保の促進に関する法律"に法律名変更）．

　看護師等の確保を促進するための措置に関する基本指針を定めるとともに，看護に対する国民の関心と理解を深めることに配慮しつつ，看護師等の養成（⇨コラム❼），処遇の改善，資質の向上，就業の促進等を図るための措置を講ずることを目的（第一条）に，看護師等の養成強化，資質向上，処遇改善（夜勤体制の見直しや完全週休二日制の普及など），**ナースセンター事業**（⇨コラム❽）による就業支援などを規定した法律である．

2・2・4　医　療　法

　1948年に制定された"医療法"は，医療施設の設置基準（施設の基準や，医療職の配置基準など）や，医療職の義務など医療の提供体制について幅広く規定した法律である．総則において"医療は，生命の尊重と個人の尊厳の保持を旨とし，医師，歯科医師，薬剤師，看護師その他の医療の担い手と医療を受ける者との信頼関係に基づき，及び医療を受ける者の心身の状況に応じて行われるとともに，その内容は，単に治療のみならず，疾病の予防のための措置及びリハビリテーションを含む良質かつ適切なものでなければならない"（第一条の二）とされ，国民の健康の保持・増進を目標に，医療施設の責任者や関係者にさまざまな義務を課し，医療を受ける患者の利益保護および良質かつ適切な医療提供体制の確保を図ることを目的とした法律である．医療従事者には，医療提供時の適切な説明，医療を受ける者の理解を得るよう努める義務（**インフォームドコンセント**：IC）や，医療従事者相互の連携に努める義務が課せられている．また，病院や診療所の管理者に対して，退院する患者がひき続き療養を必要とする場合に，当該患者が適切な環境の下で療養を継続することができるよう保健医療サービスまたは福祉サービスとの連携について配慮しなければならないこと，医療の機会の確保，医療水準の維持を図る義務が課せられている．

2・2・5 医 師 法

　医師の資格や業務について規定した“医師法”（1948年）がある．医師法では“医師でなければ医業を行ってはならない”（第十七条）とされており，疾病やケガの診断，手術，薬の処方などの医療行為は，高度な医学的知識と技術を有する医師が行うべきであるとし，医師以外のものが医療行為を行うことを禁止している．**“保助看法”の第三十七条**において“主治の医師又は歯科医師の指示があった場合を除くほか，診療機械を使用し，医薬品を授与し，医薬品についての指示をしその他医師又は歯科医師が行うのでなければ衛生上危害を生ずるおそれのある行為をしてはならない（臨時の応急の手当てを例外的に許容）．”とされ，**“診療の補助”**（看護師の業務）は，医師の指示のもとで行うこととされている．診療の補助行為の範囲に関しては，看護師の技術や知識の向上，医療機器の進化や看護教育・研修などの充実によって変化しており，厚労省から看護師の業務に関する“通知”，“通達”のかたちで発出されている．

　各職種の資格や業務を規定した，“歯科医師法”，“薬剤師法”，“診療放射線技師法”などがある．

2・3　地域保健に関する法律，組織など
2・3・1　地域保健を支える仕組み

　a. 国および地方自治体の役割　保健衛生行政は，国（厚生労働省）が示した基本方針に基づき，都道府県や市町村（⇨コラム**9**）が地域（⇨コラム**10**）の特性にあわせて，具体的な保健衛生施策を実施する仕組みで進められる（図2・6）．

　b. 地域保健法　急速な高齢化の進展や人口減少，健康の地域格差などを背景に，住民の健康ニーズは多様化しており，地域の特性を考慮した健康課題への対応が求められている．これに対応するために1937年に制定された保健所法を改正し，1994年に“地域保健法”とした．

　地域保健法は，地域保健対策の推進に関する基本指針や，**保健所・市町村保健センター**に関する事項など，地域保健の基本的な事項を定め，地域住民の健康の保持・増進を図ることを目的としている．地域保健法を基本にして，**健康増進法**や**母子保健法**に基づいた保健事業が，総合的に推進されている．

コラム9　市町村
　市町村は明治・昭和・平成に大合併を繰返し，1889年には15,859あった市町村が，2014年には1718市町村に減少した．

コラム10　地 域
　“人々が暮らし，さまざまな社会的なかかわりをもち，生活を共有する場”であり，個人や家族が生活し，個人や多様な集団・組織が相互につながり，影響し合って形成されている．

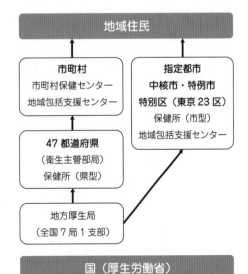

図2・6　地域保健に関する衛生行政の仕組み

表2・6　地域保健対策の基本的な指針[a]（8項目）

1. 自助および共助の支援を推進する
2. 住民の多様なニーズに対応した，きめ細かなサービスを提供する
3. 地域の特性を活かした保健と福祉の充実した健康なまちづくりを推進する
4. 医療，介護，福祉などの関連施策との連携を強化する
5. 地域における健康危機管理体制を確保する
   ① 健康危機管理体制の確保を図る
   ② 大規模災害へ備える
   ③ 広域的な感染症の蔓延に備える
   ④ 地域住民への情報提供に努めるなど
6. 科学的根拠に基づいた地域保健の推進
   ① 科学的根拠に基づく地域保健対策に関する計画を策定・実施する
   ② 計画の評価を行い，その結果の公表に努める
7. 国民の健康づくりの推進
8. 快適で安心な生活環境の確保

a)　出典：地域保健対策の推進に関する基本的な指針（最終改定：2022年2月1日 厚生労働省告示第24号 抜粋・一部要約）

コラム⓫ 政令指定都市，中核都市，保健所政令市

地方自治法では，人口50万人以上の都市を政令指定都市として設定し，都道府県と同等の行財政機能を担っている．2020年4月現在，全国には20の政令指定都市がある．

中核市も地方自治法に基づき，人口20万人以上の都市が指定される．中核市は，都道府県の行財政機能の一部を担うことができ，中核市は保健所を設置することができる．2020年4月現在，全国には62の中核市がある．

地域保健法では公害や人口増による保健所設置の必要性に基づき，独自に保健所を設置できる市として保健所政令市を設定している．保健所政令市は，2020年4月現在，小樽市，町田市，藤沢市，茅ヶ崎市，四日市市の5の都市が指定されている．

c. 地域保健対策の基本方針　"地域保健対策の推進に関する基本的な指針"（表2・6）に基づいた地域ごとの保健対策が，保健所・市町村保健センターで進められている．

保健所・市町村保健センターで働く保健師（**行政保健師**とよばれる）には，地域の人々や関係機関と連携し，地域の特性を活かしながら健康課題の解決を図り，健康な地域づくりを展開するとともに，災害などの健康危機に備え，人々の命と生活を守る役割がある．

2・3・2　地域保健を支える組織

a. 保健所　保健所は，地域保健法（第5条）に基づいて，都道府県，政令で定める市，特別区に設置が義務づけられている．2022年4月現在，全国に468箇所の保健所が設置されている（⇨コラム⓫）．

保健所は，二次医療圏（§2・4・2）をもとに管轄区域が設定されており，管轄区域の住民の健康を支えると同時に，健康危機管理に関する広域的・専門的・技術的拠点として機能する．地域保健法（第6条）に規定されている保健所の業務を表2・7に示す．医事および薬事に関する業務，精神保健や難病に関する相談，栄養改善に関する指導，結核・感染症対策，食品衛生や環境衛生（下水道や廃棄物など）に対する監視・指導などを行う．

保健所には，一定の基準を満たした医師が保健所長として従事し（⇨コラム⓬），獣医師，薬剤師，保健師，診療放射線技師，管理栄養士などの専門職が従事している．

b. 市町村保健センター　住民に対し，健康相談，保健指導および健康診査，そのほか地域保健に関し必要な事業を行うことを目的とした市町村保健センターがある．地域保健法（第18条）では，"市町村は，市町村保健センターを設置することができる"と規定され，法令上は市町村に設置を義務づけてはいないが，多くの市町村は保健センターを設置している．

保健センターには，保健師，助産師，管理栄養士などが配置されており，住民にとって身近な施設として，健康相談，保健指導および健康診査などの対面サービスを行っている（表2・7）．保健所の業務とされてきた精神保健，難病・障害者支援，感染症対策についても，その一部が市町村保健センターの業務になっている．

表 2・7　保健所と市町村保健センターの業務など

	保健所（合計 468 箇所）　※ 2022 年 4 月現在 （内訳）都道県立 352 箇所 　　　　政令市・特別区立等 116 箇所	市町村保健センター 2468 箇所　※ 2020 年 4 月現在
根拠となる法令	地域保健法　第 5 条〜 17 条	地域保健法　第 18 条〜 20 条
設　置	都道府県，特別区（東京 23 区），指定都市，中核市，その他の政令で定める市（必置）	市町村（必置ではない）
業　務	次の各事項の，企画・指導などをはじめ，必要な事業を行う 1. 地域保健に関する知識の普及や向上 2. 人口動態統計などの地域保健に関する統計 3. 給食施設への栄養管理指導など，栄養の改善や食品衛生に関すること 4. 住宅，水道，下水道，廃棄物の処理，清掃やその他，環境の衛生 5. 医事や薬事に関する許可等の届け出や監視・指導など 6. 保健師活動の企画・調査，指導など 7. 健診の向上など，公共医療事業の向上・増進に関すること 8. 障害児や高齢者虐待など，母性および乳幼児並びに老人の保健に関する相談や支援 9. 歯科保健に関する普及啓発など 10. 精神疾患に関する相談や，デイケアなどへの支援など，精神保健に関すること 11. 治療方法が確立していない疾病その他の特殊の疾病により長期に療養を必要とする者への相談や生活支援など 12. エイズ，結核，性病，伝染病その他の疾病の予防や相談，生活支援など 13. 飲食店，食品製造施設などの監視自答など，衛生上の試験および検査 14. その他地域住民の健康の保持および増進に関する事項 上記に加えて，地域保健に関する情報を収集・活用，調査・研究，歯科疾患や特定の疾病の治療，試験・検査，県型保健所は所管区域内の市町村相互間の連絡調整や技術的助言，研修その他必要な援助を行う	・住民に対し，健康相談，保健指導および健康診査，その他，地域保健に関し必要な事業を行う拠点（場） ・市町村保健センターとして実施しなければならない法定業務はないが，多くの保健センターでは，乳幼児健診や育児相談，健康相談や健康講座，集団検診として特定健診保健指導や各種がん検診，介護予防事業などが行われている
職員の配置	・一定の基準を満たした医師が所長を務める（原則） ・獣医師，歯科医師，薬剤師，保健師，栄養士などの専門職が配置されている	・市町村長の判断で，配置される職員の職種・数は異なる．保健師，栄養士，事務職などが配置されている保健センターが多い
その他	・医療法第 25 条に基づき，病院・診療所・助産所に立ち入り，医療従事者の確保状況や，院内感染防止対策，防火防災対策，医療廃棄物の適正処理，診療録などの適正管理などについて検査を行う（医療監視）	・市町村保健センターとして実施する ・医療監視などはない

コラム⓬ 医師以外の保健所長

　地域保健法では，保健所長は，原則，医師と規定されている（第4条）が，地方公共団体の長が医師を保健所の所長にあてることが著しく困難であると認めるときは，"厚生労働大臣が，公衆衛生行政に必要な医学に関する専門的知識に関し医師と同等以上の知識を有すると認めた者"を保健所長とすることも可能とされている（2004年改正の地域保健法施行令第4条）。この条件に該当する者として，20年以上の公衆衛生の実務に従事した経験を有すると地方公共団体の長が認めた者で，"養成訓練課程"（国立保健医療科学院"専門課程"）を受講するための試験に合格した者とされており，行政保健師の経験を積んだ保健師が保健所長となる機会も開かれている（厚生労働省健康局長通知 健発第0331041号）。

　多くの市町村保健センターには，所長が存在するが保健所と異なり医師である必要はない。

　c. 地域包括支援センター　介護保険法に基づく"地域住民の保健医療の向上および福祉の増進を包括的に支援する施設"（図4・2）として，市町村に設置が義務づけられている。地域住民が住み慣れた地域で安心して過ごせるための地域包括ケアの実現を目指す（§4・4・4参照）。

2・4　医療計画と健康施策
2・4・1　医療法と医療計画

　医療計画は，地域の実情に応じた医療提供体制の確保を図るために，医療法（第30条の4）に基づき，都道府県が策定する計画であり，厚生労働大臣の定める基本方針（良質かつ適切な医療を効率的に提供する体制の確保を図る）に沿って，地域の現状をふまえ，1）地域に必要な医療従事者や病床数，2）医療提供体制の整備などが策定される。1985年の医療法の改正に伴い導入されたもので，原則6年ごとに見直しが行われる。医療圏ごとの病床数の設定，病院の整備目標，医療従事者の確保（医療法第30条の4第2項）などの項目に関する計画が含まれており，2006年には，疾病・事業ごとの医療連携体制，2014年には"地域医療構想"に関する項目が医療計画の中に盛り込まれた。最新版は第7次医療計画（2018〜2023年度）で以下の項目が含まれている。

① 医療計画の基本的な考え方
② 地域の現状
③ 5疾病・5事業および在宅医療のそれぞれにかかわる医療連携体制
④ 疾病の発生状況などに照らして都道府県知事が特に必要と認める医療
⑤ 医療従事者の確保
⑥ 医療の安全の確保
⑦ 基準病床数
⑧ 医療提供施設の整備の目標
⑨ 地域医療構想の取組み
⑩ その他医療を提供する体制の確保に関し必要な事項
⑪ 施策の評価および見直し

2・4・2 医療圏と医療計画

　地理的単位で，医療圏を "一次医療圏"，"二次医療圏"，"三次医療圏" に区分し，医療圏ごとに医療計画が立案され，実施される（図2・7）.

　a. 一次医療圏　医療法には一次医療圏の規定はないが，基本的に市町村を単位とした，もっとも規模の小さい医療圏である．プライマリケアなど住民に身近な医療が提供される.

　b. 二次医療圏　複数の市町村を統合した区域である．医療計画において，病院などの病床整備を図る際の基本単位となる区域であり，病院などの入院医療を提供する医療体制の整備を図ることを目標に計画される．二次医療圏は，地理的な条件および日常生活の需要の充足状況や交通事情などの社会的条件を考慮して設定され，全国に335の二次医療圏が設定されている（2020年4月現在）.

　c. 三次医療圏　複数の二次医療圏を統合した区域であって，原則として都道府県ごとに1つの三次医療圏が設定されており（北海道は6つ），全国に52（2020年4月現在）の三次医療圏があり，特殊な医療を提供する病院の病床の整備を図る際の基本単位である．特殊な医療としては，① 臓器移植などの先進的な技術を必要とするもの，② 高圧酸素療法などの特殊な医療機器の使用を必要とするもの，③ 先天性胆道閉鎖症など発生頻度が低い疾病，④ 広範囲熱傷，指肢切断，急性中毒など特に専門性の高い救急医療がある.

　各都道府県は，二次医療圏および三次医療圏ごとに医療計画を立案し実施していく必要がある.

2・4・3　5疾病・5事業

　生活習慣，疾病構造の変化に対応し，人々のQOL（生活の質）の向上のために，がん，脳卒中，心筋梗塞などの心血管疾患，糖尿病および精神疾患の5疾病に対する医療体制の整備が必要とされている．また，医療の提供体制について地域格差のない地域医療の確保，充実を図るために，救急医療，災害医療，へき地医療，周産期医療および小児医療（小児救急を含む）の5事業を，医療計画の中に重点的に盛り込むこととされている．さらに，可能な限り住み慣れた地域で，自分らしい暮らしを人生の最期まで続けることができるように在宅

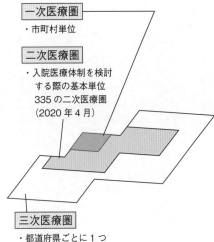

一次医療圏
・市町村単位

二次医療圏
・入院医療体制を検討する際の基本単位　335の二次医療圏（2020年4月）

三次医療圏
・都道府県ごとに1つ（北海道のみ6医療圏）　特殊な医療の提供体制を検討する単位　52の三次医療圏（2020年4月）

図2・7　医療圏

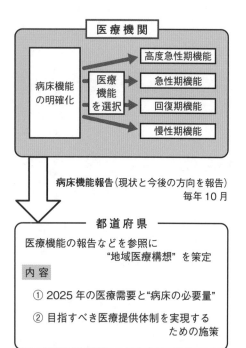

図2・8　地域医療構想（2025年）

　医療に関する医療体制の整備も重視されており，これら5疾病・5事業および在宅医療について，各医療機関がそれぞれの役割を分担・連携できるよう都道府県は，地域の実情に配慮した**医療計画**の立案・実施が求められ，6年ごとに見直しを行い，住民に適正な医療が提供できる体制の整備を図っていくこととされている．

　各都道府県が策定した医療計画の評価を客観的に行い，評価結果を公表し，可視化していくために，5疾病・5事業および在宅医療に関する医療計画に関して，国は，表2・8に示すアウトカム指標，プロセス指標，ストラクチャー指標と各指標に対する数値目標を提示している．この指標，数値目標を参考に各都道府県は医療計画の指標，数値目標などを策定し実施とその結果を公表している．

2・4・4　地域医療構想と医療計画

　少子超高齢社会に関連した課題を解決するために，2014年に**"医療介護総合確保推進法"**（"地域における医療及び介護の総合的な確保の促進に関する法律"）を制定し，保助看法，医療法をはじめとした複数の医療・介護の関連法令を一斉に改正し，住まい，医療，介護，予防，生活支援を一体的に提供する"地域包括ケアシステム"や"地域医療構想"などを推進することとした．

　地域医療構想では，地域における病床の機能分化および連携を進めるため，2025年の二次医療圏単位の必要病床数（⇨コラム⓭）を病床の機能区分（高度急性期・急性期・回復期・慢性期）ごとに推計した（図2・8）．

2・4・5　第8次医療計画における感染症対策

　2020年の新型コロナウイルス感染症（COVID-19）の世界的流行（パンデミック）を受けて，第8次医療計画等に関する検討会（厚生労働省）では，2021年の医療法改正に伴い，第8次医療計画からは"新興感染症等の感染拡大時における医療"を追加し，5疾病6事業および在宅医療を医療計画に盛り込むことが検討されている．

　現在の第7次医療計画までは，"基本方針"（大臣告示）には感染症に関する記載はなく，"基本方針"をふまえた技術的な助言である"医療計画作成指針"（医政局長通知）においても，"5疾病・5事業及び在宅医療

表 2・8　5疾病・5事業および在宅医療に関する評価指標例 [a]（一部抜粋）

項　目		アウトカム	プロセス	ストラクチャー
5疾患	がん	・年齢調整罹患率 ・罹患者数 ・がん患者の年齢調整死亡率 ・がん患者の在宅死亡割合	・がん検診受診率 ・がん患者指導の実施件数 ・入院緩和ケアの実施件数	・がん診療連携拠点病院数 ・地域がん診療病院数 ・末期のがん患者に対して在宅医療を提供する医療機関数
	脳卒中	・脳血管疾患により救急搬送された患者数 ・救急要請から医療機関への収容までに要した平均時間 ・退院患者平均在院日数	・喫煙率 ・ハイリスク飲酒者の割合 ・健康診断の受診率 ・脳梗塞に対する t-PA による血栓溶解療法実施件数	・禁煙外来を行う医療機関数 ・脳卒中の専用病室を有する病院数・病床数
	心血管疾患	・虚血性心疾患で救急搬送された患者数 ・在宅復帰した患者割合 ・虚血性心疾患患者年齢調整死亡率	・喫煙率 ・ニコチン依存症管理料を算定する患者数（診療報酬ごと） ・来院後 90 分以内の冠動脈再開通達成率	・禁煙外来を行う医療機関数 ・心血管疾患リハビリテーションが実施可能な医療機関数
	糖尿病	・糖尿病予備群の者の数 ・新規人工透析導入患者数 ・糖尿病患者の年齢調整死亡率	・糖尿病患者年齢調整外来受療率 ・HbA1c 検査の実施件数 ・糖尿病性腎症に対する人工透析実施件数	・教育入院を行う医療機関数 ・糖尿病看護認定看護師数
	精神疾患	・新規入院患者の平均在院日数 ・精神病床の退院後 3,6,12 カ月時点の再入院率（1 年未満入院患者／1 年以上入院患者別）	・各疾患別の入院患者数 ・精神疾患の救急車平均搬送時間	・高次脳機能障害支援拠点機関数 ・深夜／休日に初診後に精神科入院した病院数 ・DPAT 先遣隊登録医療機関数
5事業	救急医療	・心肺機能停止傷病者（心肺停止患者）の 1 カ月後の予後	・救急要請から医療機関への収容までに要した平均時間 ・受入困難事例の件数	・救急搬送人員数 ・救命救急センター数 ・救急担当専任医師数／看護師数 ・2 次救急医療機関数
	災害医療		・EMIS の操作を含む研修／訓練を実施している病院の割合 ・被災した状況を想定した災害実働訓練を実施した病院の割合	・災害拠点病院の業務継続計画策定率 ・災害拠点病院以外の病院の業務継続計画策定率
	へき地医療		・診療／巡回診療の実施日数 ・へき地保健指導所の保健活動日数および対象者数	・へき地医療拠点病院数 ・へき地診療所数／病床数
	周産期医療	・新生児死亡率 ・周産期死亡率	・分娩数 ・母体／新生児搬送数・都道府県内搬送率	・産科／産婦人科／婦人科医師数 ・助産師数 ・NICU を有する病院数／病床数
	小児医療	・小児人口当たり時間外来受診数 ・乳児死亡率	・小児救急搬送症例のうち受入困難事例の件数	・小児救急電話相談の回線数／相談件数
その他	在宅医療		・訪問看護利用者数 ・ターミナルケアを受けた患者数 ・看取り数 　（死亡診断のみの場合を含む）	・退院支援を実施している診療所／病院数 ・訪問看護事業所数／従事者数

アウトカム指標: 医療計画の実施に伴う最終的な効果・成果を評価する指標
プロセス指標: 医療計画の実施過程の医療にかかわる行為・行動などを評価する指標
ストラクチャー指標: 医療計画を実施するための仕組みや医療体制を評価する指標
a)　参考: 厚生労働省 "医療体制構築に係る現状把握のための指標例（別表）" 2020 年 4 月 13 日改正.

のほか，都道府県における疾病等の状況に照らして特に
必要と認める医療等について記載すること”とされ，検
討事項の一つに“結核・感染症対策”（結核や感染症対
策に関する各医療提供施設の役割，インフルエンザ・エ
イズ・肝炎などへの取組み）があげられているが，新興
感染症などの感染拡大時における医療提供体制のあり方
に関する記載はない．

　新興感染症などについては，発生時期，感染力，病原
性などを事前に予測することが困難であるが災害医療と
類似しており，発生後，速やかに対応できるよう準備を
進めておくことが重要とされ，感染症法に基づく“予防
計画”との整合性の確保に留意しつつ，“5事業”に追
加し“6事業”とすることが検討されている．

2・5　健康日本21

2・5・1　健康増進法

　健康増進法は，健康日本21を推進し，健康づくりや
疾病予防に重点を置いた施策を実行するための法的な基
盤として，従来の栄養改善法（1952年制定）が改訂さ
れ，2002年に制定された．

　健康増進法は**栄養，運動，休養，飲酒，喫煙など生活
習慣**の改善を通して国民の健康増進を図ることを目指し
ている．国民の責務として自ら健康の増進に努めること
（第2条），国の責務として国民の健康の増進の総合的
な推進を図るための基本的な方針を定めることを規定し
ている（第7条）．

　都道府県には健康増進計画の策定を義務づけ（第8
条），市町村，各健康保険組合や企業，学校，介護保
険事業者などにも健康増進事業の実施を求めている．
2019年，本法律の改正により，喫煙者に“喫煙時の配
慮義務”（第27条）が課せられ，学校や病院，行政機
関などでの，“敷地内禁煙”が義務化された（第29条）．

2・5・2　健康日本21

　少子・超高齢社会を迎えた日本社会に対応するため，
国は関係する法令を制定・改定し，地方自治体などで
は，法令の目的を達成するための具体的な体制づくりに
取組んでいる．

　2000年，国は“健康日本21”を21世紀の国民健
康づくりの中心に位置づけ，具体的な目標値などを示

し，地方自治体は，この目標達成のための健康増進計画を立案した.

"健康日本 21" は，ヘルスプロモーションの考え方に基づき，行政をはじめ地域の関連機関などが連携・協働し，国民をまき込み健康づくりを実現していくことを基本理念としている.

健康日本 21 では，壮年期死亡の減少，健康寿命の延伸および生活の質の向上の実現を目的として，生活習慣の改善など 9 分野 80 項目（参考指標 1，再掲項目 21 含む）の目標値などを設定した．都道府県や市町村では目標達成を目指した健康増進計画を策定し，保健師や管理栄養士などを中心に，健康課題の解決に向けた保健事業が展開された.

2011 年には健康日本 21 の達成状況の評価がまとめられた．目標に達した項目は，"**メタボリックシンドローム**（⇨ コラム **14**）を認知している国民の割合" や "何らかの地域活動を実践している人の増加" など 10 項目にとどまった．"糖尿病合併症の減少" や "日常生活での歩数の増加" など 9 項目は悪化していた.

この結果をふまえて，2013 年に "21 世紀における第 2 次国民健康づくり運動，健康日本 21（第二次）" が策定され，取組みが進められている.

2・5・3　健康日本 21（第二次）

"健康日本 21（第二次）" では，5 つの基本的方向・目標が示され，生活習慣病の予防やこころの健康など 53 項目の目標が設定された．また，地域のつながりの強化や国民，企業，民間団体などの多様な主体による自発的な健康づくりの取組みの推進も目標に掲げられた（表 2・9）.

2018 年には健康日本 21（第二次）の中間評価が行われ，53 項目中 32 項目の改善が確認された．"健康寿命の延伸"，"健康格差に取組む自治体の増加" などの項目では改善がみられたが，"メタボリックシンドロームの該当者・予備群の数" や "肥満傾向にある子どもの割合" などは改善しなかった.

中間評価をもとに目標値を一部変更し，ひき続き取組みが行われており，2022 年に最終評価が公表される.

健康課題は社会や時代とともに変化し，個人の生活スタイルも多様化する中で，健康のためであっても生活習

コラム14　メタボリックシンドローム

2005 年に日本内科学会などの 8 つの医学系学会が合同してメタボリックシンドロームの診断基準を策定した．メタボリックシンドロームとは "内臓脂肪の蓄積があり，かつ，血圧，血糖，血清脂質のうち 2 つ以上が基準値から外れている状態" を指し，日本ではウエスト周囲径（へその高さの腹囲）が男性で 85 cm，女性では 90 cm 以上で，かつ，血圧・血糖・脂質の 3 つのうち 2 つ以上が基準値から外れると，"メタボリックシンドローム" と診断される.

表 2・9　健康日本 21（第二次）5 つの基本的方向

1. 健康寿命の延伸と健康格差の縮小
2. 生活習慣病の発症予防と重症化予防の徹底
  （がん，循環器疾患，糖尿病，COPD の予防）
3. 社会生活を営むために必要な機能の維持・向上
4. 健康を支え，守るための社会環境の整備
5. 栄養・食生活，身体活動，運動，栄養，休養，飲酒，喫煙，歯・口腔の健康に関する生活習慣の改善および社会環境の改善

慣の改善は容易ではない．国民，行政，民間団体などが一体となり，健康づくりに向けて，健康に関する適切な情報の提供や社会環境の改善などを社会全体で長期的に行うことが必要である．保健師をはじめとした看護職の果たす役割は大きい．

3 健康を支える基盤（資源）

3・1 人口に関する情報
3・1・1 人口動態統計・人口静態統計

　集団の人口（規模や構成）に関する情報は，厚生労働行政の政策などを立案・実施していくうえでの基礎情報である．

　人口は，出生，死亡，流入，流出などにより絶えず変化（増減）している．

　出生数が死亡数を，また，流入数（入国，都道府県への転入など）が流出数（出国，都道府県からの転出など）を上回れば人口は増加する．前者の人口増加を"自然増"，後者を"社会増"という．

　人口の変化の状態は，人口動態統計および人口静態統計として算出される．

　人口動態統計は一定期間（月間，年間など）の人口の状態を，人口静態統計は特定の時点の人口状態を示す．

　人口動態統計では，"戸籍法"（⇨ コラム ❶）および"死産の届出に関する規程"により届け出られた出生，死亡，死産，婚姻，離婚の人口動態事象を把握し，"人口動態統計月報（概数）"，"人口動態統計の月間推計（推計数）"，"人口動態統計年報（確定数）"などとして公表されている．

　人口静態統計は，特定の時点の人口の大きさ（規模）や構成を表すもので，日本では，1920 年（大正 9 年）以来 5 年に 1 度，10 月 1 日にすべての人々を対象（全数調査）に実施される国勢調査（総務省統計局）によって把握される．国勢調査では，性別，年齢，国籍などの基本的属性のほか，婚姻，職業・就業状態などの経済的・社会的属性に関する項目も調査される．

　国勢調査による人口をもとに，将来の人口推計（総務省統計局）が行われる．国立社会保障・人口問題研究所も"日本の将来推計人口"を予測し，公表している．

3・1・2 日本の人口の変化

　日本の総人口は，1 億 2614 万 6 千人（2020 年 10 月 1 日現在）で，2015 年 10 月 1 日の国勢調査に比べ

コラム ❶ 戸 籍

　戸籍は，"戸籍法"（1947 年制定）に基づき，人の出生から死亡に至るまでを登録したもので，国民各個人の親族関係を明らかにする唯一の制度である．一組の夫婦とその子ども（2 世代）が基本単位となっている．第二次世界大戦前は，1898 年（明治 31 年）に公布された民法では戸主（父親）が家族を統制し長男が家督を相続する"家"を基本とした制度（家制度）であったが，1947 年の民法の改正で家制度は廃止された．

コラム ❷ 外国人の永住者および定住者

　法務大臣が永住（在留期間が無期限）を認めた外国人を"永住者"，人道上の問題や特別の理由を考慮して期間（3 年間または 1 年間）を指定して居住を認めた外国人を"定住者"という．"永住者"，"定住者"ともに，在留期間中の就労活動は制限されない．3 カ月を超える在留資格を有し，住民票に登録された外国人は，国民健康保険，介護保険の被保険者となることができる．憲法第 15 条に，"公務員を選定し，及びこれを罷免することは，国民固有の権利である"と明記されていることから，国政選挙（衆議院議員および参議院議員選挙）については外国人の参政権は認められていない．"国籍・地域"，"在留資格（在留目的）"，"年齢"，"性別"，"都道府県"などを含む在留外国人統計が公表されている．在留外国人数（2020 年）は約 288 万人で人口の約 2 % を占めており，年々増加傾向にある．外国人の国籍・地域の数は 197（2020 年）となり，中国人，韓国人，ベトナム人，フィリピン人，ブラジル人が約 75 % を占めている．

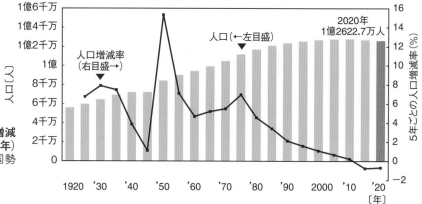

図3・1　人口および人口増減
率の推移（1920年～2020年）
出典: 総務省統計局 "国勢
調査人口速報集計調査"

94万9千人減少している（図3・1）．男女別人口は，
男性6135万人，女性6479万7千人である．2008年
をピーク（1億2808万人）に日本の人口は減少してお
り，国立社会保障・人口問題研究所の "日本の将来推計
人口" では，2065年の日本の人口は，8807万7千人と
されている（表3・1）．日本の人口の中には，在留外国
人（⇨コラム**2**）も含まれ，その数は年々増加している．
　世界全体の人口は，約78億人（2020年，国連人口
基金）で，年々増加傾向にあり，中国，インドの人口が，
世界人口の約36% を占めている．日本の人口は減少傾
向にあるが，世界人口に占める割合は上から11番目と
なっている（表3・2）．

3・1・3　人口構成

　厚生労働行政等の施策を企画・立案する場合には，人
口の規模（大きさ）だけではなく，人口の年齢構成も重
要な要素となる．総人口を① 子ども（0～14歳: **年少
人口**），② 働く世代（15～64歳: **生産年齢人口**），③
高齢者（65歳以上: **老年人口**）の3つに分類し，総人
口に占める各年齢層の人口割合が算出される．年齢層別
の人口構成割合の年次推移を図3・2に示す．
　65歳以上の老年人口割合が，7% を超えると "**高齢
化社会 aging society**"，14% を超えると "**高齢社会
aged society**"，21% を超えると "**超高齢社会 super-
aging society**" と定義されている（WHO）．日本の老
年人口は，26.6%（2020年）で，2007年以降，**超高
齢社会**となっている．2030年には老年人口は約30%，
2065年には約40% に達すると予測されている．
　老年人口割合が7% から14% になる期間を倍加年

表3・1　日本の将来推計人口 [a]

年	人口 （万人）	年	人口 （万人）
1950年[†]	8,411	2010年	12,805
1955年	9,007	2015年	12,709
1960年	9,430	2020年	12,614
1965年	9,920	2025年	12,254
1970年	10,466	2030年	11,912
1975年	11,193	2035年	11,521
1980年	11,706	2040年	11,091
1985年	12,104	2045年	10,642
1990年	12,361	2050年	10,192
1995年	12,557	2055年	9,744
2000年	12,692	2060年	9,284
2005年	12,777	2065年	8,807

[a]　出典: 総務省統計局 "国勢調査" および "人
口推計"，国立社会保障・人口問題研究所 "日
本の将来推計人口（2017年推計）出生中位・
死亡中位推計"（各年10月1日現在人口）
[†] 1970年までは沖縄県を含まない．

数とよび，高齢化の速度を示す指標とされている．フランス，スウェーデンの倍加年数はそれぞれ115年，85年であるのに対して日本の倍加年数は24年で，高齢化の進行速度がきわめて速い．

さらに，人口の高齢化状態を表す指標として，① 老

表3・2　世界各国の人口　上位10カ国および日本（2010, 2015, 2020 年）[a]

順位[†1]	国　　名	人　口（百万人）			世界人口に占める割合（%）
		2010年	2015年	2020年	
	世　　　　界	6957	7380	7795	100.0
1	中　　国[†2]	1369	1407	1439	18.5
2	イ　ン　ド	1234	1310	1380	17.7
3	米　　国[†3]	309	321	331	4.2
4	インドネシア	242	258	274	3.5
5	パキスタン	179	199	221	2.8
6	ブ　ラ　ジ　ル	196	204	213	2.7
7	ナイジェリア	159	181	206	2.6
8	バングラデシュ	148	156	165	2.1
9	ロ　　シ　　ア	143	145	146	1.9
10	メ　キ　シ　コ	114	122	129	1.7
11	日　　　　本	128	127	126	1.6

†1　2020年の人口による.
†2　2020年の中国の国勢調査結果（速報値）は1,412百万人
†3　2020年の米国の国勢調査結果は331百万人
a)　出典: United Nations, "World Population Prospects, The 2019 Revision" による年央推計値．ただし，日本は国勢調査の結果による.

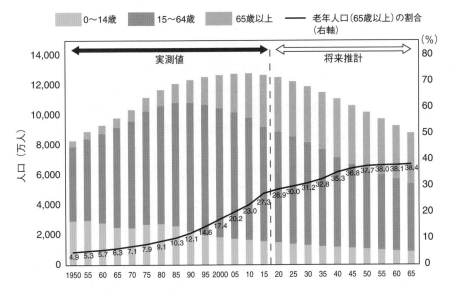

図3・2　年齢層別人口構成と老年人口の年次推移　出典：総務省統計局 "国勢調査"（年齢不詳の人口を按分して含めた.）および "人口推計"，国立社会保障・人口問題研究所 "日本の将来推計人口（2017年推計）出生中位・死亡中位推計"（各年10月1日現在人口）
（注）1970年までは沖縄県を含まない.

コラム❸　人口の高齢化を示す4つの指数

4つの指数は以下の計算式で求められる.

$$年少人口指数 = \frac{0～14歳人口}{15～64歳人口} \times 100$$

$$老年人口指数 = \frac{65歳以上人口}{15～64歳人口} \times 100$$

$$従属人口指数 = \frac{0～14歳人口 + 65歳以上人口}{15～64歳人口} \times 100$$

$$老年化指数 = \frac{65歳以上人口}{0～14歳人口} \times 100$$

従属人口指数は，生産年齢の100人で何人の高齢者および年少者を支えているかを示すものである. 老年化指数は，高齢化の状況を表したものである.

年人口指数，② 年少人口指数，③ 従属人口指数，④ 老年化指数が用いられる（⇨コラム❸）. 老年人口指数は，生産年齢の100人が何人の高齢者を支えているかを表したものであり，2020年時点の老年人口指数は48.0で，100人の生産年齢の人々が，約48人の高齢者を支えていることを意味している. 老年人口指数は今後も増加することが予測され，社会保障制度を検討する際の重要な指標の一つである.

3・1・4　出 生 統 計

日本の出生数の年次推移を図3・3に示す. 第二次世界大戦後の出生数は1973年をピークに，その後は減少傾向が続き，2016年には出生数は100万人を割っており，日本の少子化は加速している. 2020年の出生数は84万835人で，前年の86万5239人より2万4404人減少し，1899年（明治32年）の調査開始以来最少となっている.

1人の女性が一生の間に生む子どもの数を，**合計特殊出生率**とよぶ（⇨コラム❹）. 合計特殊出生率は，15歳から49歳までの女性の年齢別出生率を合計したものであり，集団の人口規模を維持していくためには，合計

コラム❹ "合計特殊出生率（期間合計特殊出生率とコホート合計特殊出生率）"

　合計特殊出生率は，1 人の女性が一生（15〜49 歳）の間に生む可能性のある子どもの数を示したもので，① 期間合計特殊出生率と② コホート合計特殊出生率がある．

　期間合計特殊出生率は，ある期間（1 年間）の出生状況に着目して推計するもので，着目している年の各年齢（15〜49 歳）の女性の出生率を合計して算出する．年次比較，国際比較，地域比較に用いられている．

　コホート合計特殊出生率は，ある世代の出生状況に着目して推計するもので，同一時期生まれの女性（出生コホート）の各年齢（15〜49 歳）の出生率を過去から積上げて算出する．コホート合計特殊出生率の値は，着目している世代の女性が 50 歳に到達するまで数値が得られないため，一般的には期間合計特殊出生率が用いられている．各年齢別の出生率が世代（女性が生まれた時代）によらず同じであれば，2 つの "合計特殊出生率" は同じ値になる．晩婚化・晩産化が進行している状況下では各世代の結婚や出産の行動に違いがあり，コホート合計特殊出生率は，着目する出生コホート（出産する女性の生まれた時代）によって異なる．

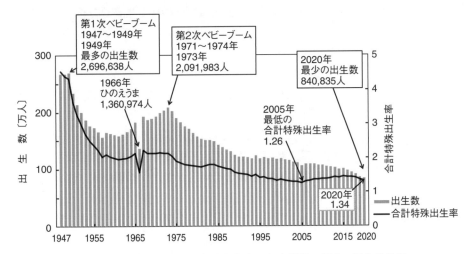

図 3・3　出生数および合計特殊出生率の年次推移　出典：厚生労働省，人口動態統計月報年計（概数）の概況（2021 年）

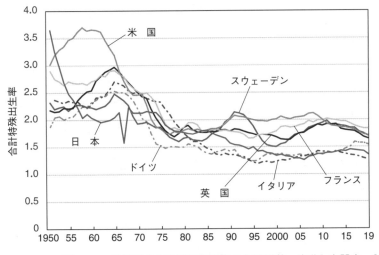

資料：諸外国の数値は 1959 年まで United Nations "Demographic Yearbook" など，1960〜2018 年は OECD Family Database，2019 年は各国統計，日本の数値は厚生労働省 "人口動態統計" をもとに作成．
注：2019 年のフランスの数値は暫定値となっている．2020 年は，フランス 1.83（暫定値），米国 1.64（暫定値），スウェーデン 1.66，英国 1.60（暫定値），イタリア 1.24（暫定値）となっている．

図 3・4　諸外国の合計特殊出生率の年次推移　出典：内閣府，2021 年度少子化対策白書

特殊出生率が2.07（2019年：人口動態資料2021）を超える必要があるとされている（**人口置換水準**）.

　日本および世界各国の合計特殊出生率の年次推移を図3・4に示す．日本の合計特殊出生率は，1975年以降2.0以下が続き，2020年の**合計特殊出生率は1.34**で日本の少子化傾向は歯止めがかからない状態である.

　西欧諸国の合計特殊出生率は，1985年ごろまで低下傾向であったが，米国，フランス，スウェーデンは増加傾向に転じた．しかし，2010年以降再び低下傾向にある．フランスやスウェーデンでは家族手当などの経済的支援や出産・子育てが継続できる就労環境の整備，保育の充実などの公的支援が行われた結果であるといわれている.

3・1・5　死亡統計

a. 死亡数と死亡率　2020年の死亡数は137万2755人で，出生数（84万835人）に比べて，死亡数が多く人口は減少（自然減）している.

　死亡数は，集団の人口規模や年齢構成の影響を受けるので，人口が異なる集団（年次，都道府県，国など）間の死亡率（死亡数／人口）の比較が難しい．死亡率は，高齢者の多い集団では高くなり，若年者の多い集団では

コラム5　年齢調整死亡率

　集団の年齢構成の違いによる影響を除去するために，基準となる年齢構成の集団を用いて補正した死亡率.

　右図のような2つ集団の場合，2020年の人口ピラミッドの方が1985年のそれより高齢者の占める割合が高いため，死亡数やがんの罹患数は増加する.

　このような人口の"高齢化の影響"を取除くために，ある基準の年齢分布を標準人口（モデル人口）として決め，人口の年齢構成が時代によって変化しても，モデル人口の人口構成と同じであったとして死亡率を計算する．この方法を年齢調整という．年齢調整の方法には，この"直接法"と人口の規模が小さく年齢階級別の死亡率などが得られない場合に用いる"間接法"がある.

　現在，年齢調整死亡率の計算には，1985年の年齢構成をモデル人口として用いている.

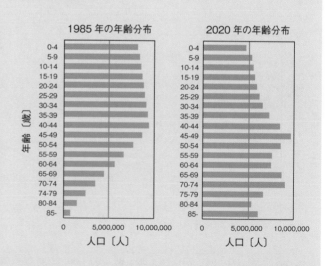

低くなる傾向にある．年齢構成の異なる集団間の死亡率を比較するために，集団の人口構成を，基準とする集団（1985 年の人口統計）の人口構成により調整した死亡率が求められる．これを**年齢調整死亡率**（⇨コラム**5**）という．一方，年齢構成の調整を行っていない死亡率を**粗死亡率**という．死亡率は人口 10 万対や千対などの数値で表す（図 3・5，図 3・6）．なお死亡には死産も含まれる（⇨コラム**6**）

b. 死因別の死亡数・死亡率　　死因別の死亡率の推移を図 3・6 に示す．2020 年の死因別の死亡数（死亡率）の 1 位は "悪性新生物（腫瘍）" 37 万 8356 人〔死亡率: 307.0（人口 10 万対）〕，2 位は "心疾患（高血圧症を除く）" 20 万 5518 人（166.7），3 位は "老衰" 13 万 2435 人（107.5），4 位は "脳血管疾患" 10 万 2956 人（83.5），5 位は "肺炎" 7 万 8445 人（63.6）である．

1995 年の "脳血管疾患" の上昇と 2017 年の "肺炎" の減少のおもな要因は，ICD-10（1995 年 1 月適用，2017 年 1 月適用）の死因記載運用ルールの明確化によるものと考えられている（⇨コラム**7**）．

1981 年以降，悪性新生物が死因の第 1 位を占めている．部位別の悪性新生物（がん）の死亡率（人口 10 万対，粗死亡率）推移を図 3・7 に示す．2020 年における男性の悪性新生物は，"肺" 88.8，"胃" 46.3，"大腸" 46.2 の順に高く，女性では "大腸" 38.0，"肺" 35.3，"膵" 29.7（いずれも粗死亡率）の順となっている．がんによる死亡率を年齢調整死亡率でみると，すべての部

コラム⑥ 死　産

子宮外で生存できる時期に達した胎児が，死亡して娩出された場合のことを指す．医学的な定義では "妊娠 22 週以降の妊娠中絶（人工妊娠中絶に限らない）による死亡胎児の出産"（日本産婦人科学会）とされており，22 週未満の妊娠中絶は "流産" とよび区別される．しかし，厚生労働省の省令では，妊娠 12 週以降の胎児の死亡を死産と規定しており，死産の届出（死産届）を行う必要がある．そのため，人口統計上の死産には，医学上の定義による妊娠 12 週以降の後期流産も含まれている．

コラム⑦ ICD

"疾病及び関連保健問題の国際統計分類: International Statistical Classification of Diseases and Related Health Problems（ICD）" とは，世界各国において集計された死亡や疾病のデータの分析および比較を行うための世界保健機関（WHO）が作成した分類である．現在，日本で使用している分類は，ICD-10（2013 年版）である．統計法に基づく統計調査に使用されているほか，医学的分類として医療機関における診療録の管理などに活用されている．2019 年 5 月，WHO は国際疾病分類（ICD-11）を発効した．厚生労働省は国内への適用作業を進めている．

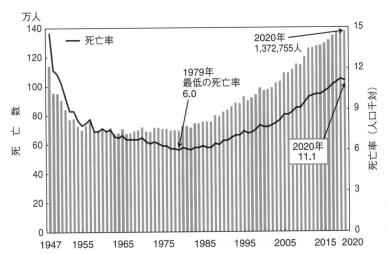

図 3・5　死亡数および死亡率（人口千対）の年次推移　出典: 厚生労働省，人口動態統計月報年計（概数）の概況（2021 年）

位で減少傾向にあり，老年人口の増加に伴う悪性新生物以外の死因による死亡数の増加，がんの早期発見や治療技術の進歩によるものであると考えられている．

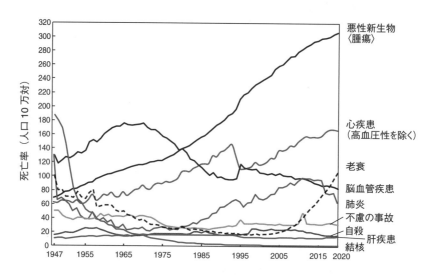

・1994, 95年の心疾患（高血圧性を除く）の低下は，死亡診断書（死体検案書）において "死亡の原因欄には，疾患の終末期の状態としての心不全，呼吸不全等は書かないでください" という注意書きの周知（1995年1月）の影響によるものと考えられる．
・1995年の "脳血管疾患" の上昇のおもな要因は，ICD-10（1995年1月適用）による原死因選択ルールの明確化によるものと考えられる．
・2017年の "肺炎" の低下のおもな要因は，ICD-10（2013年版）（2017年1月適用）による原死因選択ルールの明確化によるものと考えられる．

図3・6　おもな死因別の死亡率（人口10万対）の年次推移　出典：厚生労働省，人口動態統計月報年計（概数）の概況（2021年）．

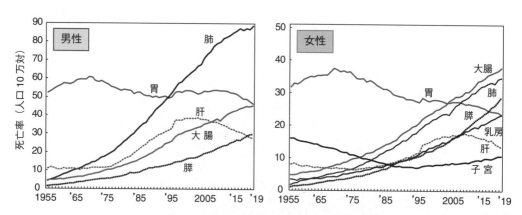

1）大腸の悪性新生物〈腫瘍〉は，結腸の悪性新生物〈腫瘍〉と直腸S状結腸移行部および直腸の悪性新生物〈腫瘍〉を示す．ただし，1967年までは直腸肛門部の悪性新生物を含む．
2）1994年以前の子宮の悪性新生物〈腫瘍〉は，胎盤を含む．
3）子宮の悪性新生物〈腫瘍〉の死亡率については，女性人口10万に対する率．

図3・7　悪性新生物〈腫瘍〉のおもな部位別にみた死亡率（人口10万対）の年次推移
出典：厚生労働省，人口動態統計月報年計（概数）の概況（2021年）

3・1・6　婚姻・離婚

　婚姻・離婚に関する人口動態統計は，戸籍法の規程により届け出られた婚姻，離婚の全数を対象に分析される．1月1日から同年12月31日までの調査期間ごとの合計として集計される．1970年代には年間100万組以上の婚姻が届けられたが，それ以降は徐々に減少傾向である．2020年の婚姻件数は52万5507組で，前年より7万3500組減少し，離婚件数は19万3253組で，1万5243組減少している．婚姻，離婚件数の数値は，その年の人口に左右されるため，人口千人に対する値を算出した婚姻率や離婚率で表される．2020年の婚姻率（人口千対）は4.3（前年に比べ−0.5），離婚率（人口千対）は1.57（前年に比べ−0.12）である．婚姻や離婚件数に関連する配偶関係別の人口は，男性は"未婚"が1854万4千人で15歳以上人口の34.6％，"有配偶（配偶者あり）"が3079万8千人で57.4％で，女性は，"未婚"が1424万6千人で24.8％，"有配偶"が3101万8千人で54.0％となっている．

3・1・7　平均寿命と健康寿命

　生命表（⇨コラム❽）に示された0歳の平均余命を"平均寿命"とよぶ．日本の平均寿命は，男性81.64歳，女性87.74歳（2020年，簡易生命表）である．平均余命は，死因に関わらず，死亡までの時間を示すものであり，元気にすごす期間だけでなく，寝たきりや療養などの"健康ではない期間"も含まれる．日常生活が制限されることなく健康的に自立して過ごせる期間が重要な指標であることから，2000年に"健康寿命"が新しい健康指標としてWHOによって提唱された．日本でも"健康日本21（第二次）"において，健康寿命の延伸についての数値目標が設定されている．

　2019年の日本人の健康寿命は，男性72.68年，女性75.38年であり，男女とも緩やかな上昇傾向にある（図3・8）．2019年の平均寿命は男性が81.41年，女性が87.45年であり，平均寿命と健康寿命の間に，それぞれ8.73年と12.07年の差がある．

　健康寿命を表す，"健康"は身体的要素・精神的要素・社会的要素を内包しており，"健康である"と"健康でない"という状態をどのように定義し，評価するかについては今後さらに検討が必要とされている（⇨コラム❾）．

コラム❽　生命表

　各年齢の者が1年以内に死亡する確率や，平均してあと何年生きられるかという期待値などを死亡率や平均余命などの指標（生命関数）を用いて表したものである．0歳の平均余命は，"平均寿命"として死亡状況を表すものである．全国単位の"完全生命表"（基幹統計），"簡易生命表"（基幹統計），都道府県・指定都市単位の"都道府県別生命表"および市区町村単位の"市区町村別生命表"がある．完全生命表は国勢調査による人口の確定数をもとに計算されるため，5年ごとに作成，公表される．簡易生命表は毎年作成され，公表される．

コラム❾　健康寿命の定義

　健康寿命は，健康な状態で生活することが期待される期間を表す指標で，集団の各個人の生存期間を"健康な期間"と"不健康な期間"に分け，"健康期間"の平均値を示すものである．

　毎年10万人が誕生する状況を仮定し，年齢別の死亡率と，年齢別の"健康・不健康"の割合から，"健康状態にある生存期間の合計値（健康な人の定常人口）"を求め，これを10万で除して求める（サリバン法）．

　健康・不健康の割合は，3年ごとに実施される"国民生活基礎調査"で"あなたは現在，健康上の問題で日常生活に何か影響がありますか"という質問に対して，"ない"と回答した者を"健康"，"ある"と回答した者を"不健康"とみなして求める（主指標）．

　"国民生活基礎調査"の"あなたの現在の健康状態はいかがですか"という質問に対する，"よい"，"まあよい"，"ふつう"という回答を"健康"とし，"あまりよくない"，"よくない"という回答を"不健康"として算出することもある（副指標）．

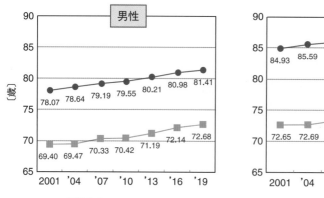
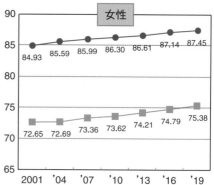

● 平均寿命
■ 健康寿命（日常生活に制限のない期間の平均）

図3・8　平均寿命と健康寿命の推移　厚生労働省“第16回健康日本21（第二次）推進専門委員会（2021年12月20日）資料3-1”より作成.

3・2　健康を支える保健医療資源

3・2・1　保健医療にかかわる施設

a. 医療施設　　医療施設の種類は，“医療法”（第1条の5）により，**病院**と**診療所**に区別されている．20人以上の患者が入院できる施設を**病院**，無床診療所または19人以下の患者が入院できる有床診療所を**診療所**と定めている．医療法では，病院をその機能，収容する患者に着目し，① **病院**（一般病院），② **地域医療支援病院**，③ **特定機能病院**，④ **臨床研究中核病院**，⑤ **精神病院**，⑥ **結核病院**に分類し，人員配置基準，構造設備基準などを定めている．

① 地域医療支援病院（医療法第4条の2）：地域医療を担う“かかりつけ医”などを支援し，地域医療の確保を図る病院として都道府県知事が承認する．原則として200床以上の病床を有しており，建物，設備，機器などを地域の医師などが利用できる体制があることや地域医療の従事者を対象とした教育を行っていることなどが必要要件となっている（2018年12月現在607病院）．

② 特定機能病院（医療法第4条の3）：高度の医療の提供，高度の医療技術の開発および高度の医療に関する研修を実施する能力などを備えた病院で，厚生労働大臣が承認する．400床以上の病床を有することが必要要件であり，定められた診療科が開設されていること，一般病院の1.5〜2倍の数の

医師や看護師の配置（最低基準）などが要件となっている（2021 年 4 月現在 87 病院）.

③ 臨床研究中核病院（医療法第 4 条の 4）: 革新的医薬品・医療機器の開発など質の高い臨床研究を推進するため, 国際水準の臨床研究を担う病院として厚生労働大臣が承認する. 自施設で行う特定臨床研究や多施設共同の特定臨床研究の実施件数, 臨床研究支援・管理部門に所属する人員配置などの要件が定められている（2021 年 4 月現在 14 病院）.

④ 助産所: 医療法第 2 条に規定された施設で, 助産師が開設者・管理者となり助産業務（妊婦健診や分娩介助および母乳ケア, 育児相談などの産後ケア）を行う. 妊婦・産婦, 褥婦 10 人以上の入所施設を有してはならないとされている. 緊急時の対応として嘱託医療機関との連携が図られている.

b. 介護施設　介護施設は, 介護保険法（第 8 条）により利用者の介護度や施設機能によって ① **介護老人福祉施設**, ② **介護老人保健施設**, ③ **介護医療院**の 3 つに大別される.

① 介護老人福祉施設: 特別養護老人ホーム（特養）が該当し, 原則, 要介護 3 以上の認定を受け, 常時介護が必要な利用者の入浴, 排泄, 食事などの介護その他の日常生活上の世話や健康管理および療養上の世話を行う生活施設である. 入所定員が 30 人以上の指定介護老人福祉施設, 29 人以下の地域密着型介護老人福祉施設に区分されている.

② 介護老人保健施設（老健）: 要介護の認定を受けた利用者を対象として, 在宅復帰を目的として介護および機能訓練その他必要な医療ならびに看護を提供する入居施設である. 入居期間の最長は原則 3 カ月である.

③ 介護医療院: 介護療養型医療施設の廃止に伴い, その受け皿として設置された施設で, 要介護と認定され, 長期にわたる療養が必要な患者に, 介護・看護・機能訓練・その他の医療を提供する医療施設である.

高齢者向けの住まい（入居施設）として, 表 3・3 のように "介護保険法", "老人福祉法", "社会福祉法", "高齢者住まい法" により設置基準が設けられた入居施設があり, 医療・介護サービスが提供される. 設置主体

表3・3　高齢者向け住まい（生活の場）の概要[a]

名　称	基本的機能	概　要	おもな設置主体	根拠法
特別養護老人ホーム（特養）	要介護高齢者のための生活施設	入所者を養護することを目的とする施設	地方公共団体社会福祉法人	介護保険法老人福祉法
養護老人ホーム	環境的，経済的に困窮した高齢者の生活施設	入居者を養護し，自立した生活を営み，社会的活動に参加するために必要な指導および訓練その他の援助を行うことを目的とする施設		老人福祉法
軽費老人ホーム（ケアハウス）	低所得高齢者のための住居	無料または低額な料金で，食事の提供その他日常生活上必要な便宜を供与することを目的とする施設	地方公共団体社会福祉法人都道府県知事の認可法人	社会福祉法老人福祉法
有料老人ホーム	高齢者のための住居	① 入浴，排泄または食事の介護，② 食事の提供，③ 洗濯，掃除などの家事，④ 健康管理のいずれかを行う施設	限定なし	老人福祉法
サービス付き高齢者向け住宅		状況把握サービス，生活相談サービスなどの福祉サービスを提供する住宅		高齢者住まい法[†]
認知症高齢者グループホーム	認知症高齢者のための共同生活住居	日常生活上の世話および機能訓練を行う住居共同生活の住居		老人福祉法

† 正式名：高齢者の居住の安定確保に関する法律
a) 参考：厚生労働省社会保障審議会"介護を受けながら暮らす高齢者向け住まいについて" https://www.mhlw.go.jp/file/06-seisakujouhou

は，地方公共団体や営利法人などである．

c. 訪問看護事業所（訪問看護ステーション）

看護師などが，自宅療養生活を送っている利用者（患児・患者）を訪問し，診療の補助行為や看取りなどを提供する施設であり，介護保険法，健康保険法に基づき，保健師または看護師が管理者として開所することができる．医療法上の認可や届出は不要とされている．提供した医療的ケアには，医療保険または介護保険が適用される．2021年現在，全国に約13,000事業所がある．

3・2・2　保健医療にかかわる人材

地域では多様な専門職が相互の専門性を理解・尊重し，連携・協働し，地域の人々の健康の保持・増進につとめている（⇨コラム🔟）．

a. 保健師（保健師助産師看護師法 第2条）　約5万6千人の保健師が就業しており，その数は年々増加

コラム🔟　健康づくりにかかわる住民組織

行政保健師や管理栄養士などとともに，地域の健康づくり活動を行う住民を，育成・協働する取組みも重視されている．地区組織活動とよばれ，健康づくり推進員や母子保健推進員，認知症サポーター，食生活改善推進員などさまざまで，名称や養成方法，活動内容などは市町村ごとに異なる．各市町村には複数の地区組織があり，地区の健康講座の企画や，各種の保健事業のPR，相談など，地域の人々の健康を守るうえで欠かせない担い手となっている．

している（2022年1月現在）．就業先・所属先は市町村が最も多く54.8％，ついで保健所15.3％，都道府県2.6％と，全体の72.7％が行政機関で働いている（2022年）．都道府県や市町村には，地域住民の健康の保持・増進を図ることが求められており，保健師がその役割を担っている．保健師は地域診断（§6・1参照）を通して地域の健康課題を明らかにするとともに，家庭訪問や健康相談，各種健康診査，健康教室などの保健事業を通じて，地域の健康づくりや人々の疾病の悪化防止などを図っている．また，地域の医療機関や専門職と連携・協働し，地域包括ケアシステムを構築・推進し，子どもから高齢者まで地域で暮らす，すべての人々が健康で安心して暮らせるよう，健康日本21や介護保険事業計画など，関連する各種の計画策定・実施・評価にも参画している．

b. 助産師（保健師助産師看護法 第3条）　約3万8千人が就業し，約6割以上が病院に勤務している（2020年）．近年，新生児訪問指導や，産後ケア事業，子育て世代包括支援センターでの相談支援など，地域における助産師の活動の場が広がっている．

c. 看護師（准看護師を含む）（保健師助産師看護法 第5条）　約128万人の看護師が活動している（2020年）．就業先は病院が69.0％と最も多く，診療所13.2％となっている．介護保険施設の就業者は7.9％，訪問看護事業所4.9％である（2020年）．10年前と比較すると訪問看護事業所で働く看護師は2倍以上に増加し，地域包括ケアシステムの要として在宅療養生活を支えており，今後，地域・在宅支援の活動がますます重要となっている．

d. 医師（医師法 第1条）　医師数は32万7千人で，95.3％が医療機関（病院・診療所など）に勤務している（2018年）．地域住民が身近で相談・受診ができ，必要に応じて病院を紹介する医師を，"かかりつけ医"とよんでいる．地域包括ケアシステム，保健医療福祉の連携推進には，かかりつけ医の存在が不可欠である．

e. 歯科医師・歯科衛生士（歯科医師法 第1条／歯科衛生士法 第1条）　歯科医師は約10万4千人で，97.0％が病院・歯科診療所で勤務している（2018年）．高齢者の増加に伴い，歯科医師による訪問診療や口腔保

健指導のニーズが高まっている.

　歯科衛生士は約1万3千人が就業している（2018年）. 介護保険の口腔機能向上事業として, 歯科衛生士による摂食・嚥下機能訓練, 口腔清掃の自立支援などが行われている.

f. 薬剤師（薬剤師法 第1条）　薬剤師は約31万人が就業しており, 約58% が薬局に勤務している（2018年）. 服薬情報の一元的な把握や薬学的管理・指導や在宅対応, かかりつけ医との連携が期待されている.

g. 管理栄養士・栄養士（栄養士法 第1条）　栄養士は都道府県知事の免許を受けて, 栄養の指導などを行う. 管理栄養士は厚生労働大臣の免許を受け, 高度な専門的知識・技術を用いた栄養指導や施設の給食管理を行う. 現在の就業者数は明らかではないが, これまでに約25万人が管理栄養士の資格を取得し, おもに医療機関や福祉施設で勤務するほか, 生活習慣病対策やフレイル対策のため, 市町村で働く管理栄養士も増加している（2015年）.

h. 社会福祉士（社会福祉士及び介護福祉士法 第2条）日常生活の自立が困難になった人々や家族の相談に応じて助言や指導を行い, 福祉や保健医療サービスとの橋渡しの役割を担う. 約26万人が登録し, 地域包括支援センターや高齢者施設, 福祉事務所などに勤務している（2021年）.

i. 精神保健福祉士（精神保健福祉士法 第1条）
　精神保健福祉領域のソーシャルワーカーとして, 9万4千人が登録されている（2021年）. 医療機関などで, 精神疾患の治療を受けている人々の社会復帰などに関する相談支援や助言, 日常生活の訓練などを行っている.

j. 介護支援専門員（介護保険法 第7条5）　都道府県知事による介護支援専門員証の交付を受けたもので, 一般的には**ケアマネジャー**（略してケアマネ）とよばれている. これまでに約67万人が資格を交付されている（2016年）. 要介護者や要支援者本人または家族からの相談に応じ, 介護保険サービスを利用できるよう市町村やサービス事業者と連絡調整を行い, 自立した日常生活に必要な援助を行う. 5年以上の実務経験があり専門研修を修了すると, 主任介護支援専門員となり地域包括支援センターに勤務することもある.

3・2・3 保健医療にかかわる公費負担

日本における社会保障制度（年金，医療，福祉，子育てなど）を支える公的財政（税金などで賄われる財源）は，一般会計と特別会計の2つの形で構成されている.

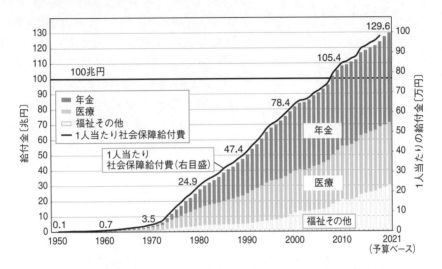

図3・9 社会保障給付費の推移 出典: 国立社会保障・人口問題研究所 "2019年度社会保障費用統計", 2020～2021年度（予算ベース）は厚生労働省推計. 2021年度の国内総生産は "2021年度の経済見通しと経済財政運営の基本的態度（2021年1月18日閣議決定）"

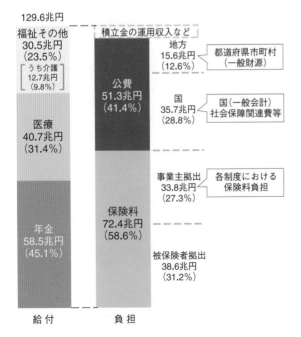

図3・10 社会保障の給付と負担 出典: 内閣府 "社会保障の給付と負担等について" より作成.

所得税や消費税などの税金による収入で運用されている経理が一般会計であり，年金や健康保険などの特定の事業に関連した経費で運用されているのが特別会計である．

　年金，医療保険，介護保険などの社会保険料（特別会計）から72.4兆円（58.6％），一般会計（税金など）から35.7兆円（28.8％），都道府県市町村の一般財源から15.6兆円（12.6％）があてられている．社会保障給付費は，2009年度に初めて100兆円を超え，右肩上がりの増加傾向である（図3・9）.

　2021年度の社会保障給付費は129.6兆円である（図3・10）. 内訳は，年金58.5兆円（45.1％），医療40.7兆円（31.4％），福祉その他（介護・子ども・子育て支援など）30.5兆円（23.5％）となっている．

4 ライフサイクルと保健制度

4・1 母子を対象にした保健制度

4・1・1 母子の保健医療に関連する法律

　母子の保健医療に関連するおもな法律は“母子保健法”および“成育基本法”である．

　母子保健法は，母性，乳幼児に対する保健指導や健康診査，医療などを通して母親，乳幼児などの健康の保持・増進，疾病の早期発見・早期治療を図ることを目的として 1965 年に制定された法律で，時代・社会のニーズに対応するために，たびたび改正されている．

　成育基本法は，“成育過程にある者及びその保護者並びに妊産婦に対し必要な成育医療等を切れ目なく提供するための施策の総合的な推進に関する法律”の略称であり，成長過程にある子どもとその保護者，および妊産婦に対する成育医療などの提供に関する国の施策についての基本理念を定めた法律で，2018 年に制定された．

4・1・2 母子保健に関するおもな施策

　母子保健法に基づいた母性，乳幼児の健康の保持・増進のための看護職が関連したおもな施策は，健康診査，保健指導・相談である．

　a. 健康診査　乳幼児健康診査（1 歳 6 カ月健康診査，および 3 歳児健康診査）は，母子保健法で義務づけられている（母子保健法第 12 条）．多くの市町村では，乳児期の健康診査として母子保健法には義務づけられていない“3〜4 カ月児健康診査”を実施している．1 歳 6 カ月児健康診査，3 歳児健康診査では，一般健康診査，歯科健康診査，精神健康診査が行われる．表 4・1 に 1 歳 6 カ月児健康診査，3 歳児健康診査の一般健診の診察項目を示す．

　1）妊婦に対する健康診査：妊娠の経過を定期的にチェックし，妊婦の健康状態，胎児の成長を把握し，異常の早期発見を目的として行われる．妊娠期間中に 14 回の健診（表 4・2）の受診が推奨されている．市町村へ妊娠を届けたときに**母子健康手帳**が交付され，14 回分の健診の補助券が配布される．健診項目は，① 健康

表 4・1 1 歳 6 カ月児健康診査，3 歳児健康診査の一般健診の診察項目[a]

1. 身体発育状況
2. 栄養状態
3. 脊柱および胸郭の疾病および異常の有無
4. 皮膚の疾病の有無
5. 眼の疾病および異常の有無
6. 耳，鼻および咽頭の疾病および異常の有無
7. 四肢運動障害の有無
8. 精神発達の状況
9. 言語障害の有無
10. 予防接種の実施状況
11. その他の疾病および異常の有無
12. 育児上問題となる事項（生活習慣の自立，社会性の発達，しつけ，食事，事故など）先天異常
13. その他の疾病および異常の有無

a) 出典: 乳幼児健康診査身体診察マニュアル国立成育医療研究センター ウェブサイト https://www.ncchd.go.jp/center/activity/kokoro_jigyo/manual.pdf

表4・2　妊婦健康診査の頻度と内容・妊娠の時期に対応した医学的検査（例）[a]

期　　　　　　間	妊娠初期～23週	妊娠24週～35週	妊娠36週～出産まで
健 診 回 数 （1回目が8週の場合）	1・2・3・4	5・6・7・8・9・10	11・12・13・14
受 診 間 隔	4週間に1回	2週間に1回	1週間に1回
毎 回 共 通 す る 基 本 的 な 項 目	●健康状態の把握…妊娠週数に応じた問診・診察などを行います. ●検査計測…妊婦さんの健康状態と赤ちゃんの発育状態を確認するための基本検査を行います. 基本検査例: 子宮底長, 腹囲, 血圧, 浮腫, 尿検査〔糖・タンパク〕, 体重〔1回目は身長も測定〕 ●保健指導…妊娠期間を健やかに過ごすための食事や生活に関するアドバイスを行うとともに, 妊婦さんの精神的な健康に留意し, 妊娠・出産・育児に対する不安や悩みの相談に応じます. また, 家庭的・経済的問題などを抱えており, 個別の支援を必要とする方には, 適切な保健や 福祉のサービスが提供されるように, 市区町村の保健師などと協力して対応します.		
必要に応じて行う 医 学 的 検 査	●血液検査 〔初期に1回〕 血液型(ABO血液型・Rh血液型・ 不規則抗体),血算, 血糖, B型肝炎 抗原, C型肝炎抗体, HIV 抗体, 梅毒血清反応, 風疹ウイルス抗体 ●子宮頸がん検診 (細胞診) 〔初期に1回〕 ●超音波検査 〔期間内に2回〕	●血液検査 〔期間内に1回〕 血算, 血糖 ●B群溶血性連鎖球菌 〔期間内に1回〕 ●超音波検査 〔期間内に1回〕	●血液検査 〔期間内に1回〕 血算 ●超音波検査 〔期間内に1回〕

●血液検査 〔妊娠30週までに1回〕
HTLV-1抗体検査
●性器クラミジア 〔妊娠30週までに1回〕

〔2011年4月現在〕

a)　出典: 妊婦検診を受けましょうリーフレット参照. 厚生労働省ウェブサイト　https://www.mhlw.go.jp/
bunya/kodomo/boshi-hoken13/dl/02.pdf

状態の把握のための問診・診察, ② 検査測定（子宮底長, 腹囲, 血圧, 浮腫, 尿検査など）, ③ 保健指導 がある. さらに, 妊娠期間の適切な時期に, 表4・2に掲げる医学的検査を実施することが推奨されている.

　2）3～4カ月児健康診査: 乳児の身体発育状況を把握し, 栄養指導, 育児指導を行う健診である. 身体的発育では, 身長, 体重, 頭囲・胸囲のチェック, 医師による診察（首が座っているか, 股関節脱臼の有無など）, 栄養指導では授乳（母乳やミルク）, 離乳食, 虫歯予防について, また育児指導では母親の不安や悩みに対応した指導を行う.

　3）1歳6カ月児健康診査: 身体・精神発達の状況をアセスメントできるようになる1歳6カ月児の時期に健康診査を義務づけ, 幼児初期の児の発育・発達状況を把握し心身の健康の保持・増進を図る（母子保健法第12条）. さらに, 運動機能, 視聴覚の障害, 先天性疾患や精神発達の遅滞などを早期に発見し適切な措置が図られる. 心身の発達状況は, 積み木（指先の発達）, 指さし（言葉の理解）, 発語などによりチェックする. 身体

機能のみではなく，精神発達状況についてもアセスメントし，健診結果に基づいた栄養指導，育児指導，虫歯予防についての指導が行われる．健診は保護者が医師や保健師など専門家に心配ごとや悩みなどを相談できる機会でもあり，保護者をサポートする機会である．

4）3歳児健康診査：3歳児は，幼児期の身体発育および精神発達の面から最も重要な時期であり，この時期のすべての児に対する健康診査を義務づけている（母子保健法12条）．3歳児に対する健康診査では，身体発育，栄養指導，育児指導，歯科，精神発達，視聴覚検査を行い心身に障害がある児の早期発見を図る．健診当日の親子のコミュニケーションの様子や，児の特定のものへの強いこだわり，注意欠陥，多動性に関する聞き取りなどを実施し発達障害の早期発見につとめる．

5）その他の支援（育児学級など）：成長・発達状況，栄養・歯の健康などについての育児相談，離乳食や歯みがきなど保護者の育児に関する知識の修得や，保護者同士の仲間づくりのための育児学級などを通して育児支援が行われている．

　先天性異常に関連した疾患などの重篤化を防ぎ，児の健全な成長を促すために，出生直後の早い時期に先天性代謝異常等検査（⇨コラム**1**）や新生児聴力検査（⇨コラム**2**）が実施されている．

b. 保健指導・相談　　妊産婦や乳幼児の保護者などに対して，助産師，保健師，医師，歯科医師により妊娠，出産，育児に関する保健指導が行われる（母子保健法第10条）．保健指導は，おもに健康診査の機会に行われる．さらに，必要な場合には保健師，助産師，医師などが各家庭を訪問して訪問指導が行われる（母子保健法第17条）．訪問指導では，保健衛生面の指導のみではなく，家庭環境や生活環境に配慮した保健指導も行われる．

1）妊婦を対象にした保健指導：妊産婦の健康診査の1項目として，食事や生活などの指導，妊娠や出産，育児に関する不安や悩みの相談に対応する．妊婦健診の結果に基づき，助産師，保健師，医師などが妊産婦の訪問指導（母子保健法第17条）を行い，妊娠糖尿病や妊娠高血圧症候群，低出生体重児の出生などの発生を防止する．

2）産婦などを対象にした保健指導（産後ケア）：出産後1年以内の母子の心身の状態に応じた保健指導や相

コラム 1　先天性代謝異常等検査
　先天性代謝異常等とは，特定の酵素に異常がある先天性代謝異常（フェニルケトン尿症，ホモシスチン尿症，メープルシロップ尿症，ガラクトース血症など），先天性甲状腺機能低下症および先天性副腎過形成症で，出生数日後（4から6日）の新生児の踵などから採血した試料を用いて，検査が実施される．

コラム 2　新生児聴力検査
　先天性難聴の頻度は0.1％（1000出生児当たり1名）であり，先天性疾患の中では頻度が高い．出生後の早期に発見し適切な対応（補聴器を装着など）をすることにより，コミュニケーションや言語発達の面で大きな効果が期待できる．検査は，自動聴性脳幹反応（automated auditory brainstem response: AABR；音に対する聴神経から脳幹の電気的反応を調べる）と耳音響放射（otoacoustic emission: OAE；内耳の蝸牛に到達したスクリーニング用の入力音により有毛細胞が収縮，伸展し基底板を振動させる．この振動が音として外耳道に放射されたもの）により実施され，新生児の聴力（35から40 dB以上）を確認することができる．日本では新生児聴力検査の制度が整備されておらず，自費負担で行われているが，検査費の補助を行っている自治体が増加しつつある．

コラム❸　新生児・乳児・幼児・小児

新生児とは，生後28日を経過しない乳児をいう（母子保健法）．乳児とは，満1歳に満たない児をいう（母子保健法・児童福祉法）．幼児とは，満1歳から小学校就学期に達する児をいう（母子保健法・児童福祉法）．小児とは，出生から思春期までをいう（児童福祉法）．

コラム❹　低出生体重児

出生体重が2500g未満で身体の発育が未熟のまま出生した児．かつては未熟児とよんでいたが現在は低出生体重児という．出生児に占める低出生体重児の割合は約9％である．"低出生児保護指導マニュアル"が提示されている（2013年厚生労働省科学研究）．

コラム❺　未熟児医療給付

早産や医療を必要とする低体重児などに対して市町村が医療給付を行う．出生時の体重が2000g未満や呼吸器・消化器系の異常があり，生活力が薄弱な乳児が対象となる．診察，薬剤・治療材料の支給・医学的処置・手術・その他の治療，病院診療所への入院およびその療養に伴う世話，その他の看護，移送に適用される．

談事業が市町村に努力義務として位置づけられている（母子保健法第17条の2）．

① 短期入所事業（**産後ケアセンター**），② 通所事業（産後ケアセンター，子育て世代包括支援センター，市町村保健センターなど），③ 訪問事業などを通して，出産後1年未満の母親の不安を解消し，マタニティブルー，産後うつなどを予防するための重要な役割をもつ．

3）**新生児訪問指導**：保健師，助産師などが，生後28日以内の児の家庭を訪問し，新生児（⇨コラム❸）の発育の確認（体重測定などの身体計測），栄養，生活環境，疾病予防などについての指導や入浴方法の指導，育児相談などを行う．栄養指導では授乳（母乳やミルク），離乳食，虫歯予防について，また育児指導では母親の不安や悩みに対応した指導を行う（母子保健法第11条）．

4）**乳幼児を対象にした保健指導**：乳幼児健康診査（3〜4カ月児，1歳6カ月児，3歳児）の検査項目の1つとされており，乳幼児の心身の発達状況を観察し親子の健康課題を明確化し，その健康課題の解決に向けて親子が主体的に取組むように指導する．

指導内容は時期に合わせて ① 栄養指導，② 生活指導，③ 精神衛生，④ 事故防止（交通事故，溺水，墜転落，火傷，熱傷，毒物誤飲など），⑤ **予防接種**（定期接種：ヒブワクチン，肺炎球菌ワクチン，水痘ワクチン，四種混合ワクチン，MRワクチンなど．任意接種：ムンプスワクチンなど）状況，⑥ 集団生活（保育所，幼稚園など）における感染防止，⑦ 環境衛生，⑧ 家族の健康対策について指導する．家族関係，社会適応に留意し，行動異常，異常習慣の早期発見を図り，異常が発見された場合には，適切な措置につなげる．

5）**低出生体重児を対象にした保健指導**：助産師，保健師，医師などが低出生体重児（⇨コラム❹）の家庭を訪問し必要な保健指導を行う．病院や診療所に入院し必要な養育医療を受ける低出生体重児に対して，未熟児医療給付制度（市町村）が活用される（⇨コラム❺）．

c. 施策の実施主体について（市町村，保健所などの役割）　母子に対する保健医療にかかわる施策の実施主体は市町村であり，市町村の保健センターが母子保健サービス（保健指導，健康診査，各種相談など）を提供する．新生児マススクリーニング（先天性代謝異常の検査など）の実施は，都道府県および政令指定都市が主体

となって公費負担で行われる（⇨コラム**6**）.

　健康診査は，市町村の保健センターなどで集団で実施される場合と医療機関で個別に行われる場合がある．集団で行うことの利点は，母親同士のつながりができることである．

　市町村は，妊娠期から子育て期までの切れ目のない支援を提供するため，"子育て世代包括支援センター"，"産後ケアセンター"の設置が母子保健法で義務づけられている（努力義務）.

d. 妊娠，出産等に関する届出
（妊産婦などが行うこと）

① 妊娠届: 妊娠した場合には，市町村長に速やかに妊娠の届出をする必要がある（母子保健法 15 条）.妊娠の届出をしたものに対して母子健康手帳が交付される（母子保健法 16 条）.

② 出生届: 出生の日から 14 日以内に医師・助産師などによる出生証明書を添付して，子の出生地・本籍地または届出人の所在地の市町村へ届出する必要がある（戸籍法第 49 条）.

③ 低体重児の届出（母子保健法 18 条）: 2500 g 未満の乳児を出生したときは，保護者は，速やかに，その乳児の現在地の市町村に届出る必要がある.

4・1・3　健やか親子 21（第二次）

　母子の健康水準を向上させるためのさまざまな取組みを推進する国民運動計画として 2001 年に始まった.国民が健康で明るく元気に生活できる社会の実現を図るための国民の健康づくり運動（"健康日本 21"）から派生し，2015 年から"健やか親子 21（第二次）"が始まった.地域や家庭環境などの違いにかかわらず，すべての子どもが同じ水準の母子保健サービスを受け健やかに育つ社会を目指している.母子保健に関する基盤課題として，"（基盤課題 A）切れ目ない妊産婦・乳幼児への保健対策"，"（基盤課題 B）学童期・思春期から成人期に向けた保健対策"，"（基盤課題 C）子どもの健やかな成長を見守り育む地域づくり"の 3 つがあげられている.特に重点的に取組む必要のある重点課題を"（重点課題 ①）育てにくさを感じる親に寄り添う支援"，"（重点課題 ②）妊娠期からの児童虐待防止対策"が設定されている.

コラム6　出生前診断

　生まれる前の胎児の検査・診断である.

　確実性が高く，子宮に直接穿刺して行う羊水を用いた検査や，母体血を用いて行う母体や胎児への侵襲の低い出生前遺伝子検査（NIPT: noninvasive prenatal genetic testing）などがある.NIPT は妊娠 10〜16 週に母体から採血を行い，21 トリソミー（ダウン症候群），18 トリソミー，13 トリソミーについての確率（陽性，陰性，判定保留）を計算する検査で，いずれも特異度（陰性を正しく陰性と判断する確率）が高く，99 % 以上となる.NIPT は日本医学会連合が認可した検査施設（認可施設）で行われる.

表4・3　少子化対策の経緯 [a]

1994年	"エンゼルプラン"の策定
1999年	"新エンゼルプラン"の策定
2003年	"少子化社会対策基本法"の制定
2003年	"次世代育成支援対策推進法"の制定
2005年	"子ども・子育て応援プラン"の策定
2010年	"子ども・子育てビジョン"の策定
2012年	"子ども・子育て新システムに関する基本制度"の策定
2012年	"子ども・子育て支援法"の制定
2015年	"子ども・子育て支援新制度"の施行
2020年	"大学等における就学の支援に関する法律"の施行

a)　出典: 少子化対策の歩み，内閣府ウェブサイト　https://www8.cao.go.jp/shoushi/shoushika/data/pdf/torikumi.pdf をもとに作成．

4・1・4　母体の保護に関する法律

　母体を保護するためのおもな法律として以下のものがある．

①"**母体保護法**": 不妊手術，人工妊娠中絶について規定し母性の生命・健康を保護することを目的とした法律である（⇨コラム 7）．

②"雇用の分野における男女の均等な機会及び待遇の確保等に関する法律（**男女雇用機会均等法**）"（1972年）: 事業者が募集・採用や配置・昇進・福利厚生，定年・退職・解雇にあたり，性別を理由にした差別を禁止することを規定している．妊娠・出産などに関するハラスメント防止措置をとることを事業者に義務づけている．

③"**労働基準法**"（1947年）: 産前6週間・産後8週間の休業．生後満1年に達しない児の育児期間の請求（1日2回少なくとも1回30分），危険有害業務の就業制限，簡易業務転換，変形労働時間制の適用制限，時間外労働の制限，休日労働の制限，深夜業の制限などが規定されている．

④"育児休業，介護休業等育児又は家族介護を行う労働者の福祉に関する法律（**育児・介護休業法**）"（1991年）: 育児休業制度（1歳未満の子をもつ労働者），子の看護休暇制度，時間外労働の制限，深夜業の制限，ハラスメントに対する必要な措置などが規定されている．育児休業，介護休業は女性に特化したものではない．男性の育児参加を促進するために男性も積極的に活用することが求められている．

4・1・5　子育て支援に関する制度

a. 少子化社会に対応するための育児支援に関する制度

　1）育児支援に関する国のおもな施策: 少子高齢社会が急速に加速し育児にかかわる家族環境の変化のなかで，国は，1989年以降，少子化対策は国の喫緊の課題であると認識し，表4・3に示すように仕事と子育ての両立支援，子どもを産み育てやすい環境づくりなど子育て支援に向けての対策の検討を行っている．

　2012年の"子ども・子育てに関する基本制度"を決定し，子ども・子育て関連3法，すなわち"**子ども・子育て支援法**"（2012年），"就学前の子どもに関する教

育，保育等の総合的な提供の推進に関する法律（**認定こ
ども園法**）”（2006 年），“**子ども・子育て支援法及び認
定こども園法の施行に伴う関係法律の整備等に関する法
律**”（2012 年）を制定し，これに基づく“子ども・子
育て支援新制度”を，2015 年 4 月から施行した．第一
義的な子育ての責任は保護者にあるとの基本的な認識の
もとで，幼児期の学校教育・保育，子ども・子育て支援
を総合的に行っていくことを目標にしている．

　“子ども・子育て支援新制度”では，① 認定こども園，
幼稚園，保育所に対する共通の給付（“施設型給付”）お
よび小規模保育などへの給付（“地域型保育給付”），②
認定こども園制度（幼保連携型認定こども園），③ 地域
子育て支援拠点，放課後児童クラブなどの“地域子ど
も・子育て支援事業”の充実の 3 点を柱としている．

　2）子育て支援のための市町村の事業：市町村では，
地域のニーズに基づき“子ども・子育て支援事業計画”
を策定して，以下の具体的な事業が進められている．

　　① 児童手当の支給：中学校卒業まで（15 歳の誕生日
　　　後の最初の 3 月 31 日まで）の児童を養育してい
　　　る保護者などに対し，手当を支給する制度
　　② 幼稚園，保育園，認定こども園などの費用の無償
　　　化（対象：3〜5 歳までの就学前の子どもおよび
　　　0〜2 歳までの一部の子ども）
　　③ 待機児童の解消

　b. 児童の健全な育成に関連する制度　　すべての子
どもは，適切な養育を受け，健やかな成長・発達や自立
が図られることなどを保障される権利があることを明示
した“児童の権利に関する条約”（**子ども権利条約**）は，
1989 年の国連総会で採択され，1990 年に発効した．
日本は 1994 年に批准した．

　**1）関連する法令“児童福祉法”と“児童虐待の防止
等に関する法律”**：すべての児童（18 歳未満）の健全な
育成と生活の保障を目的とした法律として“児童福祉
法”が 1947 年に制定された．児童虐待の予防および早
期発見を目的とした法律として，“児童虐待の防止等に
関する法律（以下“児童虐待防止法”）”が 2000 年に
制定された．“いじめ防止対策推進法”（2013 年），“子
どもの貧困対策の推進に関する法律”（2013 年）など
も制定された．

　2）児童虐待：児童虐待とは，保護者が児童（18 歳未

表4・4 虐待の定義[a]

分 類	
身体的虐待	殴る，蹴る，叩く，投げ落とす，激しく揺さぶる，やけどを負わせる，溺れさせる，首を絞める，縄などにより一室に拘束する など
性的虐待	子どもへの性的行為，性的行為を見せる，性器を触るまたは触らせる，ポルノグラフィーの被写体にする など
ネグレクト	家に閉じ込める，食事を与えない，ひどく不潔にする，自動車の中に放置する，重い病気になっても病院に連れて行かない など
心理的虐待	言葉による脅し，無視，きょうだい間での差別的扱い，子どもの目の前で家族に対して暴力をふるう（ドメスティック・バイオレンス：ＤＶ），きょうだいに虐待行為を行う など

a) 出典: 児童虐待の定義と現状，厚生労働省ウェブサイト https://www.mhlw.go.jp/stf/seisakunitsuite/bunya/kodomo/kodomo_kosodate/dv/about.html

満）に対し，身体的虐待，性的虐待，ネグレクト（保護の怠慢・拒否），心理的虐待を行うことである（表4・4）．近年，児童虐待が増加傾向にある．

3）児童相談所および児童福祉施設: "児童福祉法"では都道府県，指定都市に児童相談所の設置を義務づけている．児童相談所には，児童福祉司，児童心理司，弁護士などの職員が配置され障害相談，虐待に関する養護相談などが行われている．児童相談所は児童の一時保護を行うことができる．2019年の児童福祉法の改正で2022年4月から医師および保健師が配置されることとなった．

児童福祉法による児童福祉施設としては，助産施設，乳児院，母子生活支援施設，保育所，幼保連携型認定こども園，児童厚生施設，児童養護施設，障害児（身体障害・知的障害・発達障害を含む精神障害）・難病などの児童）入所施設，児童発達支援センター，児童心理治療施設，児童自立支援施設および児童家庭支援センターがあり，家庭での養育が困難である児童を保護擁護し，自立に向けたさまざまな支援を行っている．

4）その他: 都道府県は，小児慢性特定疾患に対する医療費，結核に罹患した児童に対して結核児童療養給付として医療，学習，療養生活に必要な給付を行っている．

4・2 学校を対象にした保健制度
4・2・1 学校保健と学校安全

学校教育法では"幼稚園，小学校，中学校，義務教育学校，高等学校，中等教育学校，特別支援学校（⇨コラム**8**），大学及び高等専門学校"を学校と定義して

コラム8 特別支援学校

"盲学校，ろう学校，養護学校"は，学校教育法の改正（2007年）により，特別支援学校として一本化された．障害をもった学童が"学校に準じた教育を受けること"および"学習上・生活上の困難を克服して自立が図られること"を目的とした学校である．

障害のある子どもと障害のない子どもが可能な限り，ともに教育を受けられるよう，障害のある子どもの自立と社会参加を見据え，一人ひとりの教育的ニーズに的確に応える指導を提供できるよう配慮し，小・中学校の通常の学級に在籍し，通常の学級で行いながら障害に基づく種々の困難の改善・克服に必要な特別の指導を特別の場で行う"通級による指導"などが行われている．

いる．幼児，児童，生徒，学生，教職員を対象として，"学校保健安全法"に基づいて，健康の保持・増進および安全確保のための"学校保健（学校における保健教育及び保健管理）及び学校安全（学校における安全教育及び安全管理）"に関する活動が行われている．

4・2・2　保健管理および安全管理にかかわる人々

　学校保健安全は，国・都道府県・市町村によって行われ，公立学校は都道府県の教育委員会が，私立学校は知事部局の私学担当課が担当している．学校においては校長，保健主事，養護教諭（⇨コラム❾），一般職員，学校医（⇨コラム❿），学校歯科医，学校薬剤師，スクールカウンセラー（⇨コラム⓫），学校看護師（⇨コラム⓬），特別支援教育員が家庭や地域との連携を図りながら学校保健・安全を組織的に行っている．**養護教諭**は，教員免許状（養護）をもつ"養護をつかさどる"（学校教育法第 37 条第 12 項）教育職員とされ，学校保健の重要な役割を担っている．養護教諭のおもな役割は，学校内と地域の関係機関との連携を図るコーディネーター，学級担任や関係教職員と連携しての健康観察，健康相談，保健指導，いじめ，児童虐待，メンタルヘルス，アレルギーなどの子どもの生命や発達にかかわる課題の早期発見と対応，チームティーチングなどによる保健教育，**保健室**運営である（⇨コラム⓭）．保健室運営を通して，児童生徒の健康管理や応急処置，保健相談，保健指導，保健委員会などの指導，保健室登校児への対応などを担う．

4・2・3　学校保健計画と学校安全計画

　学校保健・安全の充実を図るため 2009 年 4 月"学校保健法"は"学校保健安全法"に改正され，災害や不審者の侵入事件などへの対処要領の策定や，学校安全体制の強化などが加えられた．各学校に対し"学校保健計画"（学校保健安全法第 5 条）および"学校安全計画"（同法第 27 条）を策定，実施することを求めている．
　学校保健計画には，"児童生徒等及び職員の健康診断"，"環境衛生検査"，"児童生徒等に対する指導"などの実施計画が含まれる．学校安全計画には，"学校の施設及び設備の安全点検"，"児童生徒等に対する通学を含めた学校生活その他の日常生活における安全に関する指導"，

コラム❾　養護教諭
　教育学部の養護教諭の養成課程を修了した後に"養護教諭"の資格免許を取得した，看護師免許をもたない養護教諭もいる（教育学部修了者）．第 1 種，第 2 種免許があり，保健師免許を取得している場合には，申請により養護教諭第 2 種免許を取得することができる．

コラム❿　学校医
　学校における保健管理に関する専門的事項にかかわる技術および指導に従事する医師．一般的に校医とよばれる．

コラム⓫　スクールカウンセラー
　学校内におけるいじめや不登校など，児童生徒の心の問題に対応する専門家として 1995 年以降，小・中学校や高等学校に配置されている．スクールカウンセラーの多くは臨床心理士が担っており，養護教諭とともに心の健康問題の解決の中心的な役割を担っている．

コラム⓬　学校看護師
　学校において日常的に痰の吸引や経管栄養などが必要な児童生徒に対する医療的ケアの実施，教員への指導・助言を行うために学校に配置された看護師．教職員と密接な連携を図り，専門性を発揮しながら，児童生徒の成長・発達を促すことが求められている．

コラム⓭　保健室
　保健室は，学校教育法施行規則第 1 条で設置が義務づけられている．さらに，学校保健安全法第 7 条で，"学校には，健康診断，健康相談，保健指導，救急処置その他の保健に関する措置を行うため，保健室を設けるものとする．"と規定されている．

"職員の研修"などの実施計画が含まれる.

　児童生徒等をめぐる学校保健・安全の課題が多様化,深刻化している現状に対応するために,行政,学校,地域,家庭などが連携・協力して学校保健・安全活動に取組んでいく必要がある.

4・2・4　学校保健（保健教育と保健管理）

　学校保健は,"保健教育"と"保健管理"に大別される.

　a. 保健教育　"保健教育"には,"保健学習"と"保健指導"が含まれる."保健学習"は,学級担任や体育科担任などによる保健教育であり,学習指導要領には健康・安全・食などに関する学習項目が示されている."保健指導"は,教科以外のホームルームや保健委員会,クラブ活動,保健室活動などの日常の学校生活を通して行われる保健教育である.いずれも,児童生徒等が生涯にわたり心身の健康を保持・増進し,安全を確保することのできる基礎的な実践力を育成することを目的としている.

　養護教諭は,保健教育に携わることが可能である（学校教育法第37条）.性教育やエイズ教育,喫煙防止教育,交通事故防止教育,環境教育などの保健および安全に関する教育に関与する.また,がんや介護に関する事項を保健教育の中で取組む学校も増えている.児童生徒等の発達段階をふまえて,教育内容,教育する時期（学年）を明確にして教育に取組むことが重要である.

　b. 保健管理　"保健管理"には,"対人管理（健康観察や健康診断,感染症対策,救急処置）"と"対物管理"がある.

　1）健康観察：健康観察は,学校における教育活動を円滑に進めるために児童生徒等の健康状態を観察し心身の健康問題を早期に発見して適切な対応を図ること,感染症や食中毒などの集団発生の予防や拡大防止を図ることを目標とした活動である.学級担任や教職員により行われる朝の健康観察や学校生活全般を通して実施される健康観察は,体調不良のみならず心理的ストレスや悩み,いじめ,不登校,虐待や精神疾患など,児童生徒等の心の健康課題の早期発見・早期対応にもつながる.学校保健安全法第9条では,"養護教諭その他の職員は,相互に連携して,健康相談又は児童生徒等の健康状態の

日常的な観察により，児童生徒等の心身の状況を把握し，健康上の問題があると認めるときは，遅滞なく，当該児童生徒等に対して必要な指導を行うとともに，必要に応じ，その保護者に対して必要な助言を行うものとする”と示されている．医療的ケア（先天性疾患，経管栄養，痰の吸引など）を必要とする児童生徒等がいる特別支援学校では健康観察の重要性はさらに高い．障害の程度が重い児童生徒等は，自ら体調の変化や痛みを訴えることができず，気づかれないまま病状を悪化させてしまうこともある．

2）**健康診断**：健康診断には，定期（学年ごと）および臨時に実施する健康診断や小学校入学予定者を対象とした就学時健康診断，学校職員の健康診断がある．定期健康診断は毎年6月30日までに実施することとされている（学校保健安全法第13条）．臨時の健康診断は，① 感染症または食中毒が発生したとき，② 風水害などにより感染症の発生のおそれがあるとき，③ 夏季における休業日の直前または直後，④ 結核，寄生虫病その他の疾病の有無について検査を行う必要があるとき，⑤ 卒業のときに行う．就学時健康診断は，就学4カ月前までに実施し，結果により，治療勧告，保健指導，就学義務の猶予・免除，特別支援学校への就学指導が行われる．

3）**救急処置**：教育活動の過程で児童生徒等に傷病が発生した場合，養護教諭により，医師につなぐまでの処置と悪化防止の処置および苦痛緩和などが行われる．救急処置には，児童生徒等，保護者，教職員に対して，傷病が発生しないような環境づくり・発生予防・発生時の対処のための教育および体制づくりも含まれる．

4）**対物管理**：児童生徒等の生活や学習の場としての学校環境に対する管理である．

c. 組織活動　保健教育や保健管理を効果的に進めるための組織的な活動として，学校保健委員会活動，校内・家庭との連携，PTA活動，地域の関係機関との連携などがある．

4・2・5　学校における感染症対策と
出席停止・臨時休業

集団生活を行う学校内での感染症の蔓延を防ぎ適切な処置をとることは学校保健活動の重要な課題である．た

とえば，結核に対しては健康診断時に問診や予防接種歴調査を行うとともに，必要時X線撮影を行うなどしてその発生に注意を払っている．

　学校における感染症対策としては，感染症の予防，感染拡大防止のための早期発見および早期の適切な対応が特に重要とされる．その措置のひとつとして，学校保健安全法では，出席停止（表4・5）と臨時休業を定めている．

　出席停止については，学校保健安全法第19条において学校長は，感染症の疑い，あるいはそのおそれのある児童生徒等の出席を停止させることができることを規定している．また，第20条では学校の設置者（国・地方公共団体，学校法人）は，感染症予防上必要があるときは，臨時に，学校の全部または一部を休業することができることを規定している．臨時休業の範囲としては，①

表4・5　学校感染症と学校保健安全法に規定されている出席停止期間　文部科学省通達（2021年）

学校感染症の種類	感 染 症	出席停止期間
第1種	エボラ出血熱，クリミア・コンゴ出血熱，痘そう，南米出血熱，ペスト，マールブルグ病，ラッサ熱，急性灰白髄炎，ジフテリア，重症急性呼吸器症候群（SARS），中東呼吸器症候群（MERS）および特定鳥インフルエンザ，COVID-19	治癒するまで
第2種	インフルエンザ（鳥インフルエンザを除く）	発症した後5日を経過し，かつ解熱後2日を経過するまで（未就学児童は3日を経過 するまで）
	百日咳	特有の咳が消える，または5日間の抗菌性物質製剤による治療終了まで
	麻疹（はしか）	解熱後3日を経過するまで
	流行性耳下腺炎（おたふくかぜ）	腫れが出た後5日を経過し，かつ全身状態が良好になるまで
	風疹（3日ばしか）	発疹が消失するまで
	水痘（水ぼうそう）	すべての発疹が痂皮化するまで
	咽頭結膜熱（プール熱）	主要症状消退後2日を経過するまで
	結核，髄膜炎菌性髄膜炎	症状により医師によって感染のおそれがないと認められるまで
第3種	コレラ，細菌性赤痢，腸管出血性大腸菌感染症，腸チフス，パラチフス，流行性角結膜炎，急性出血性結膜炎	病状により医師によって感染のおそれがないと認められるまで
	その他の感染症[†]	

†　必要があれば，学校医の意見を聞き，第3種の感染症として措置をとることができる疾患（溶連菌感染症，ウイルス性肝炎，手足口病，伝染性紅斑，ヘルパンギーナ，マイコプラズマ感染症，流行性嘔吐下痢症など）

学級閉鎖，② 学年閉鎖，③ 学校全体の臨時休業がある．教育委員会と学校が学校医と相談して検討を行う．

　学校において注意を要する感染症は，学校感染症（第1種～第3種）として指定されている（表4・5）．

4・3　職場を対象にした保健制度
4・3・1　産業保健の目的と対象

　職場を対象にした，すなわち産業保健の目的は "あらゆる職業の人々の労働災害や疾病を未然に防ぎ，身体的・精神的，社会的な健康を保持・増進すること" とされている（⇨コラム14）．

　産業保健の対象者は職業の種類を問わず，事業所などで働く者で，賃金が支払われる者である（労働基準法第9条，⇨コラム15）．

4・3・2　産業保健に関するおもな法律

　産業保健の基本となる法律には，**労働基準法**（1947年）と**労働安全衛生法**がある．労働基準法は労働者の生存権の保障を目的として，賃金や労働時間，休日および年次有給休暇，年少者や妊産婦等の就業制限，災害補償，就業規則など労働条件に関する最低基準を定めている（⇨コラム16）．

　"労働安全衛生法（安衛法）"（1972年）は，労働災害の防止のための危害防止基準の確立や責任体制を規定し，労働者の安全と健康の確保や，快適な職場環境の形成促進を目的としている．

　2018年には，過重労働を防ぐとともに，多様な働き方を実現するため，労働者の "働き方改革関連法" が制定された．

表4・6　労働安全衛生の3管理

作業環境管理	作業環境測定などで作業環境中のガス・粉じんなどの有害因子の状態を把握し，良好な作業環境を保持するための活動．
作業管理	環境を汚染させない作業方法や，有害要因の曝露や作業負荷を軽減する作業方法を定め，適切に実施できるようにするための活動．
健康管理	健康診断などを通じて労働者の健康状況を把握し，適切な事後措置，保健指導を実施し，作業方法や作業環境との関連を検討して，労働者の健康障害を未然に防ぐための活動．産業医，保健師・看護師などにより行われる．

コラム14　産業保健の目的

　産業保健の目的はILO（国際労働機関）とWHO（世界保健機関）の合同委員会にて1950年に採択され，その後1995年に改訂された．おもな目的は次の3点である．

　① 労働者の健康と作業能力の保持・増進を図る．

　② 労働者の安全と健康をまもるため，作業環境と作業の改善を図る．

　③ 作業における健康と安全を支援し，よい社会的雰囲気づくりと円滑な作業行動を促進し，生産性を高める組織と作業文化をつくる．

コラム15　公務員の取扱い

　公務員には労働基準法は適用されない．国家公務員は人事院規則により一般職の勤務時間，給与，休暇などが規定されている．

　地方公務員については地方公務員法により一般職の勤務時間，給与，休暇などが規定されている．

コラム16　労働基準法による労働者の保護

　労働時間は性別・年齢にかかわらず休憩時間を除き1週40時間，1日8時間以内，時間外労働は1カ月45時間，年間で360時間以下となっている．また満15歳未満の就業を禁止し，妊産婦については産前6週間（多胎は14週間）・産後8週間（申請により6週間）の就業禁止，坑内業務や危険有害業務の禁止，時間外労働，休日労働，深夜業の制限を設け保護するとともに，生後満1歳に達しない生児の育児時間の請求（1日2回，1回30分）を認めることとしている．

　なお，女性労働者の婚姻，妊娠，出産を理由とする解雇の禁止，妊娠中および産後の保健指導・健康診断のための時間の確保は男女雇用機会均等法に規定されている．

コラム⑰　健康診断（臨時の健康診断を除く）の種類

　労働安全衛生規則（以下，安衛則）で規定された健康診断は，事業者には実施の義務が，労働者には受診の義務が課せられている.

表　労働者に対する健康診断の種類（安衛則）

	健康診断の種類	対象となる労働者	実施時期
一般健康診断	雇入時の健康診断 （安衛則第43条）	常時勤務する労働者	雇入時
	定期健康診断 （安衛則第44条）	常時勤務する労働者 （特定業務従事者を除く）	１年以内ごとに１回
	特定業務従事者の健康診断 （安衛則第45条）	安衛則第13条の１の業務に常時従事する労働者	特定の業務に配置されたとき，および従事期間中６カ月ごとに１回
	海外派遣労働者の健康診断 （安衛則第45条の２）	海外に６カ月以上派遣する労働者	海外に６カ月以上派遣するとき，および帰国後，国内業務を行うとき
	給食従業員の検便 （安衛則第47条）	事業所の食堂や炊事場で，給食業務に従事する労働者	雇入時や給食業務に配置となったとき

コラム⑱　トータルヘルスプロモーション

　THPでは，各事業所が策定する健康保持増進計画に基づき "健康測定→健康指導→実践活動→評価→改善" を行うことにより健康障害を防止するとともに，労働者の心とからだを健康でよりイキイキした状態に保つことを目指している.

コラム⑲　常勤労働者

　常時勤務の労働者とは次の条件を満たす労働者をいう.
　① 雇用期間の定めのないもの.
　② 雇用期間の定めがある場合は，契約期間が１年以上のもの（予定含む）.
　③ １週間の労働時間が同職場の同じ業務に従事する労働者に定められている労働時間の４分の３以上であること.

4・3・3　産業保健の基本となる３つの活動

　"作業環境管理"，"作業管理"，"健康管理" の３つの側面から，職場の改善を図り，労働者の健康の保持・増進を図ることが重要である. これらは労働安全衛生３管理とされ，産業保健活動の基本となる（表4・6）.

4・3・4　労働者の健康管理

　近年，生活習慣病や障害を抱えながら仕事を続ける労働者の増加や過重な労働負荷などにより，過労死対策やメンタルヘルス対策を含めた，健康管理の重要性が高まっている. 安衛法では労働者の業務などに応じて，健康診断の実施を事業者（雇用主）に義務づけ（第66条），疾病の早期発見・健康増進を図っている（⇨コラム⑰）.

a. THP（トータルヘルスプロモーションプラン）

　安衛法に基づく "職場における労働者の健康保持増進のための指針（THP指針）" により，労働者の健康の保持・増進を目指して，事業所の規模や特性に応じて，心とからだの総合的な健康づくり運動を計画・実施することが事業者に義務づけられている（⇨コラム⑱）.

b. 心の健康づくり対策

　労働者が50人以上の事業所では，年１回，常時勤務している労働者（⇨コ

コラム⑳　産業医の選任

　労働者の健康管理に関する責務は事業者にある．事業所の規模や事業内容に応じて産業医や，総括安全衛生管理者，安全管理者，衛生管理者を選任し，労働者の健康管理を行わなければならないとされている．産業医の選任は，労働者数や業務により安衛則により次のように定められている．

	1~49人	50~999人	1000~3000人	3001人以上
産業医の選任義務	選任義務なし（医師による健康管理等の努力義務）	産業医（嘱託可[†]）	産業医（専属）	2名以上の産業医（専属）

　[†]　ただし，有害業務に500人以上の労働者を従事させる事業場では，専属の産業医の選任が必要である．

ラム⑲）に“ストレスチェック”を行うことが義務づけられている．ストレスチェックは，労働者は自身のストレス状態を知り，ストレスを蓄積しないようにすること，事業者は医師の助言を得て職場の改善につなげ，労働者のメンタルヘルス不調を防止することを目的に行われる．

　c. 産業保健にかかわるスタッフ　常時50人以上の労働者が働く事業所では，産業医を選任し，労働者の健康管理を行うことが義務づけられている（⇨コラム⑳）．安衛法上は産業保健師・看護師の選任は義務づけられていないが，労働者の健康管理を担う保健師や看護師を雇用している事業所が増加している（⇨コラム㉑）．安衛法における保健師・看護師の業務内容を表4・7に示す．

4・4　高齢者を対象にした保健医療制度

4・4・1　高齢者の医療・福祉に関する制度・法律

　日本の平均寿命は，男女共に80歳を超え，高齢化率（総人口に占める65歳以上の割合）は，約28%となり“超高齢社会”を迎えている．75歳以上の後期高齢者の割合も総人口の約15%となっている（2019年）．

　a. 高齢者の医療の確保に関する法律　高齢者は複数の疾患をもつことが多く，高齢者に多い高血圧は循環器系疾患の要因となり，脳血管疾患や心疾患などを併発しやすい．1970年代後半，脳血管疾患などで寝たきり状態になる高齢者が増加し，疾病の長期化，核家族化などにより，高齢者の社会的入院が大きな問題となった．そこで，高齢者の疾病予防，治療，リハビリテーショ

コラム㉑　産業看護

　日本産業衛生学会 産業看護部会は，産業看護を“事業者が労働者と協力して，産業保健の目的を自主的に達成できるように，事業者，労働者の双方に対して，看護の理念に基づいて，組織的に行う，個人・集団・組織への健康支援活動である”と定義している．（出典: 日本産業衛生学会 産業看護部会ウェブサイト）

表4・7　安衛法により保健師，看護師が行うことのできる業務内容[a]

保健師	健康管理（13条の2）
	健康相談（13条の3）
	保健指導（66条の7）
	ストレスチェック（66条の10）
研修を終了した看護師	健康管理（13条の2）
	ストレスチェック（66条の10）

　a)　出典: 産業保健活動をチームで進めるための実践事例集，厚生労働基準局（2019）．

ンなどの保健事業を一体的に実施するために，1982年に“老人保健法”が制定され，市町村において保健師が中心となり，地域の医療機関などと連携し，高齢者の健康増進や疾病予防，寝たきり防止などの取組みが行われた．

高齢者の医療費の急激な増加などに対応するために2008年に“老人保健法”を全面改訂し，“高齢者の医療の確保に関する法律”を制定した．本法律の目的は，国民の自助と連帯（互助）の精神に基づき，自らの健康の保持・増進に努めるとともに，高齢者の医療費の負担を調整し，医療体制を安定的に確保することである．また，すべての市町村が加入する“後期高齢者医療広域連合”を都道府県ごとに組織し，75歳以上（一定の障害のある者は65歳以上）の高齢者を被保険者とする後期高齢者医療制度が新設された．これにより，75歳以上の後期高齢者は，各都道府県の後期高齢者医療広域連合が運営する後期高齢者医療保険に加入し給付を受け，都道府県の医療費水準に応じた保険料を高齢者全員が公平に負担する仕組みとなった．

b. 介護保険法　　高齢化の進行に伴い介護を要する高齢者が増大する一方，核家族化，高齢者の独居など，家族形態の変化に伴い，家族の介護基盤の弱体化や介護負担が増大し，国民の不安が高まっていたことなどから，1997年に介護保険法が制定され，2000年に施行された（§8・2参照）．介護保険法により65歳以上の高齢者に提供されるサービスを図4・1に示す．

4・4・2　高齢者の健康づくり

高齢者の多くは，最期まで住み慣れた自宅や地域での生活を望んでおり，高齢者の意思を尊重し，健康を保ち，質の高い生活を送ることができる仕組みづくりが必要である（⇨コラム **22**）．

そのため，介護保険法では，地域支援事業として，市町村に対して高齢者の要介護状態を予防するための介護予防事業の実施を義務づけている．

また，2020年には，75歳以上の高齢者に対して後期高齢者医療広域連合が行う保健事業と市町村が行う介護予防事業を一体的に実施する“高齢者の保健事業と介護予防の一体的な実施”事業が開始され，保健師などが中心となり，地域の健康課題を把握し，地域の医療関係

コラム22　高齢社会対策基本法

人口の高齢化の急激な進展に対応した国民の意識や社会システムの構築を促進するため，国は1995年に“高齢社会対策基本法”を制定した．経済社会の健全な発展と国民生活の安定を継続していくため，日本の目指す高齢社会，高齢者の就業・所得，健康・福祉，学習・社会参加，生活環境など社会システム全般の基本理念（下表）を示している．

**表　高齢社会対策の基本理念（目指す社会）
高齢社会対策基本法（第2条）**

1. 国民が生涯にわたって就業その他の多様な社会的活動に参加する機会が確保される公正で活力ある社会

2. 国民が生涯にわたって社会を構成する重要な一員として尊重され，地域社会が自立と連帯の精神に立脚して形成される社会

3. 国民が生涯にわたって健やかで充実した生活を営むことができる豊かな社会

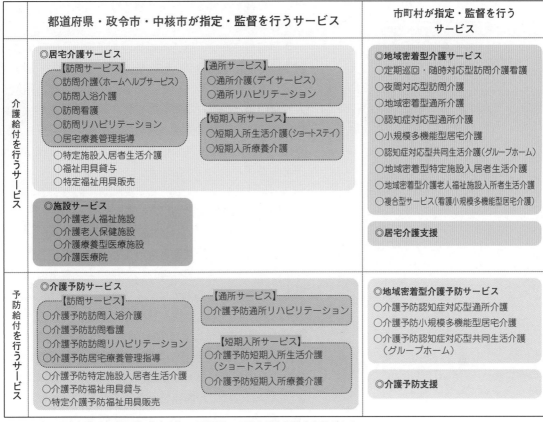

都道府県・政令市・中核市が指定・監督を行うサービス		市町村が指定・監督を行うサービス

介護給付を行うサービス

◎居宅介護サービス
【訪問サービス】
○訪問介護（ホームヘルプサービス）
○訪問入浴介護
○訪問看護
○訪問リハビリテーション
○居宅療養管理指導
○特定施設入居者生活介護
○福祉用具貸与
○特定福祉用具販売

【通所サービス】
○通所介護（デイサービス）
○通所リハビリテーション

【短期入所サービス】
○短期入所生活介護（ショートステイ）
○短期入所療養介護

◎施設サービス
○介護老人福祉施設
○介護老人保健施設
○介護療養型医療施設
○介護医療院

◎地域密着型介護サービス
○定期巡回・随時対応型訪問介護看護
○夜間対応型訪問介護
○地域密着型通所介護
○認知症対応型通所介護
○小規模多機能型居宅介護
○認知症対応型共同生活介護（グループホーム）
○地域密着型特定施設入居者生活介護
○地域密着型介護老人福祉施設入所者生活介護
○複合型サービス（看護小規模多機能型居宅介護）

◎居宅介護支援

予防給付を行うサービス

◎介護予防サービス
【訪問サービス】
○介護予防訪問入浴介護
○介護予防訪問看護
○介護予防訪問リハビリテーション
○介護予防居宅療養管理指導
○介護予防特定施設入居者生活介護
○介護予防福祉用具貸与
○特定介護予防福祉用具販売

【通所サービス】
○介護予防通所リハビリテーション

【短期入所サービス】
○介護予防短期入所生活介護（ショートステイ）
○介護予防短期入所療養介護

◎地域密着型介護予防サービス
○介護予防認知症対応型通所介護
○介護予防小規模多機能型居宅介護
○介護予防認知症対応型共同生活介護（グループホーム）

◎介護予防支援

このほか，居宅介護（介護予防）住宅改修，介護予防・日常生活支援総合事業がある．

図4・1　介護サービスの種類　出典：介護保険制度の概要，厚生労働省ウェブサイト
https://www.mhlw.go.jp/content/000801559.pdf

団体などと連携し，事業全体の企画・調整・分析を行うことが求められている．

4・4・3　認知症に対する施策

　2025年には約650〜700万人，65歳以上高齢者の5人に1人が認知症になる可能性があるとの推計値が公表されている．国は2019年に“認知症施策推進大綱”を閣議決定し，“認知症の発症を遅らせ，認知症になっても希望をもって日常生活を過ごせる社会”を目指すことを示し，認知症の者や家族の視点を重視しながら“共生”と“予防”を車の両輪として施策を推進することを明示した．“予防”とは，“認知症になるのを遅らせる”，“認知症になっても進行を緩やかにする”ことであり，認知症への偏見をなくし，本人の意向を尊重し，医療・保健・介護サービス・介護者への支援，若年性認知症の

者への支援・社会参加支援やさらなる研究を推進することとしている.

　市区町村においては，地域特性を考慮し認知症の者の状態に応じた適切なサービスを提供するための"認知症ケアパス"の作成や，認知症の者とその家族が，地域の人や専門職と相互に情報を共有し，互いを理解し合う認知症カフェの設置の推進，複数の専門職による自立生活支援を行う認知症初期集中支援チームの設置など，さまざまな事業が進められている.

4・4・4　地域包括ケアシステムと地域包括支援センター

　加齢などで要介護状態となっても，尊厳を保ち，本人が望む場で，できる限り自立した日常生活を営むことができることが求められる．このためには，医療，介護，予防，住まい，生活支援，子育て支援のサービスが，利用者のニーズに合わせて切れ目なく一体的に提供される体制，"地域包括ケアシステム"の構築が必要とされ，介護保険法（第5条）により，各市町村には地域包括ケアシステムの構築が義務づけられている．地域包括ケアシステムは，導入された当初は，高齢者を中心としたシ

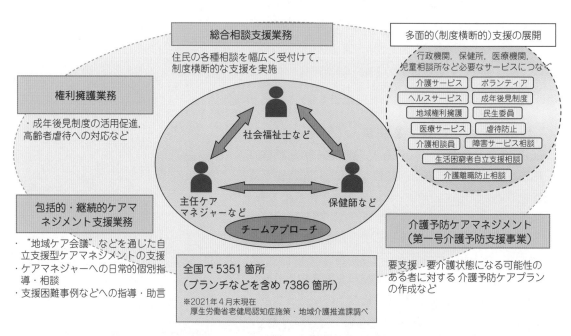

図4・2　地域包括支援センターの役割　出典: 厚生労働省ウェブサイト
https://www.mhlw.go.jp/content/12300000/000756893.pdf

ステムとして施行されてきたが，現在は，子どもも含めた全世代を対象としたシステムとして運用されている．

　各市町村には地域包括支援センター（図4・2）を設置し，保健師，社会福祉士，主任介護支援専門員（通称: ケアマネージャー）などの専門職を配置し，地域住民を包括的に支援し，住民の健康の保持および生活の安定を図ることが求められている（介護保険法第115条の46第1項）．

　地域包括支援センターは全国5351箇所に設置されている（2021年4月末現在）．

4・4・5　地域共生社会の実現

　制度や分野ごとの“縦割り”や“支え手”，“受け手”という関係を越えて，地域住民や地域の多様な主体が“わが事”として課題解決に向けて参画し，人と人，人と資源が世代や分野を超えて“丸ごと”つながる“地域共生社会”を築くことで，住みやすい地域や住民一人ひとりの暮らしと生きがいが創られていく．誰もが役割をもち，互いの存在を認め，互いに気配りをし，支え合うことで孤立せずにその人らしい生活を送ることができることを目指す．

　各市町村は，社会福祉法に基づき，地域住民の複雑化・複合化した支援ニーズに対応する包括的な支援体制を構築するために，相談支援や参加型支援，地域づくりなどの支援事業に取組み，地域共生社会の実現を目指している．

4・5　障害者を対象にした保健制度
4・5・1　障害者に対する制度・施策

　a. 障害者とは　　障害者は“身体障害，知的障害，精神障害（発達障害を含む）その他の心身の機能に障害がある者であって，障害及び社会的障壁により継続的に日常生活又は社会生活に相当な制限を受ける状態にある者（**障害者基本法**第2条）”と定義され，“障害の有無によって分け隔てられることなく，相互に人格と個性を尊重し合いながら共生する社会を実現する（同第1条）”ことが“障害者基本法（1970年制定）”に規定されている．

　b. 障害者対策に関する3つの基本原則　　① 地域社会における共生（第3条），② 差別の禁止（第4条），

③ **国際的協調**（第5条）を障害者対策の基本原則とし，国・地方行政はこの原則に基づいた障害者対策を実施する義務があり，国民も基本原則を遵守する責務を負っている．

① 地域社会における共生：すべての障害者の尊厳が守られ，その尊厳にふさわしい生活が保障されるために，障害者が，社会の一員として社会，経済，文化などのあらゆる分野での活動に参加する機会が確保されること，どこで誰と生活するかについての選択の機会が確保されること，意思疎通のための手段（手話直訳サービスなど）についての選択の機会が確保される共生社会の実現が求められる．

② 差別の禁止：障害を理由にして，差別することや権利・利益を侵害する行為は禁止され，障害者に対する社会的障壁をなくすための合理的な配慮をすることが求められる．

③ 国際的協調：国際協調を図りながら障害者のためのさまざまな施策の実行が求められる．

4・5・2 障害者基本計画

障害者対策の基本原則を具現化するために，国は"障害者基本計画"を作成し（障害者基本法第11条），国の計画に基づき，各都道府県は"都道府県障害者計画"を，市町村は"市町村障害者計画"を作成することが義務づけられている．

障害者基本計画では，共生社会の実現に向け，障害者が自らの決定により社会のあらゆる活動に参加し，その能力を最大限発揮して自己実現できるよう支援することを目指している．計画には，安全・安心な生活環境の整備，情報アクセシビリティの向上および意思疎通支援の充実，防犯・防災などの推進，差別の解消・権利擁護の推進および虐待の防止，自立した生活・意思決定支援の推進，保健医療の推進，行政などの施策の充実，雇用・就業，経済的自立の支援，教育の振興，文化芸術活動・スポーツなどの振興，国際社会での協力・連携の推進と多岐にわたる内容が盛り込まれている．

1993年に始めての障害者基本計画（"障害者対策に関する新長期計画"）としての10カ年計画，その後，2003年からの"障害者基本計画（第二次）"，2013年からの"障害者基本計画（第三次）"を経て，2018年

表4・8　障害者総合支援法における介護給付のサービスと内容

サービス名	内　　　容
居宅介護（ホームヘルプ）	自宅で，入浴，排泄，食食事の介護などを行う
重度訪問介護	重度の肢体不自由者または重度の知的障害もしくは精神障害により行動上著しい困難を有する者であって常に介護を必要とする人に，自宅で，入浴，排泄，食事の介護，外出時における移動支援などを総合的に行う
同行援護	視覚障害により，移動に著しい困難を有する人が外出するとき，必要な情報提供や介護を行う
行動援護	自己判断能力が制限されている人が行動するときに，危険を回避するために必要な支援，外出支援を行う
重障害者など包括支援	介護の必要性がとても高い人に，居宅介護など複数のサービスを包括的に行う
短期入所（ショートステイ）	自宅で介護する人が病気の場合などに，短期間，夜間も含め施設で，入浴，排泄，食事の介護などを行う
療養介護	医療と常時介護を必要とする人に，医療機関で機能訓練，療養上の管理，看護，介護および日常生活の世話を行う
生活介護	常に介護を必要とする人に，昼間，入浴，排泄，食事の介護などを行うとともに，創作的活動または生産活動の機会を提供する
施設入所支援	施設に入所する人に，夜間や休日，入浴，排泄，食事の介護などを行う

から5カ年計画の"障害者基本計画（第四次）"（表4・8）が実施されている.

4・5・3　障害者に対する支援（サービスの提供）

a. 障害者総合支援法　　障害者に対する保健福祉制度は，"障害者の日常生活及び社会生活を総合的に支援するための法律（障害者総合支援法）"（2005年）で規定されており，障害者支援に関する基本理念 ① すべての国民が，障害の有無にかかわらず，等しく基本的人権を享有するかけがえのない個人として尊重されるものであること，② すべての国民が，障害の有無によって分け隔てられることなく，相互に人格と個性を尊重し合いながら共生する社会を実現すること，③ すべての障害者および障害児が可能な限りその身近な場所において必要な日常生活または社会生活を営むための支援を受けられること，④ 社会参加の機会が確保されること，⑤ どこで誰と生活するかについての選択の機会が確保され，地域社会において他の人々と共生することを妨げられないこと，⑥ 障害者および障害児にとって日常生活または社会生活を営むうえで障壁となるような社会におけるものごと，制度，慣行，観念その他一切のものを除去す

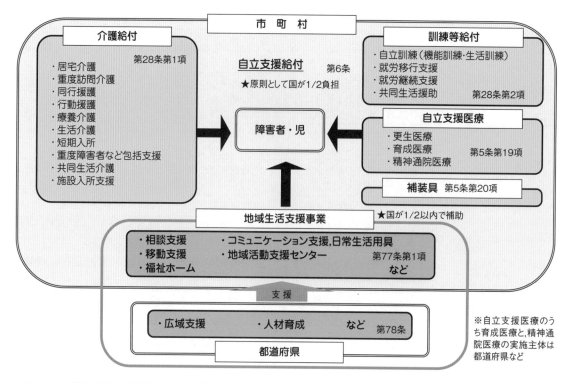

図4・3 障害者総合支援法における給付・事業 出典: 2017年版 "障害者白書" より, 内閣府ウェブサイト https://www8.cao.go.jp/shougai/whitepaper/h29hakusho/zenbun/h3_03_01_01.html

ること, が明示されている.

障害者総合支援法の制定に伴い, 身体障害・知的障害・精神障害の3障害がこの法のもとに一元化され, さらに難病患者も本法律の支援対象となった.

b. 障害者の自立支援のための給付 (サービス)

障害者が利用できるサービス (自立支援給付) は, 機能別に示されている. 市町村が提供するサービスとしては, ① 介護給付, ② 訓練等給付, ③ 自立支援医療, ④ 補装具, ⑤ 地域生活支援 (相談など) などがあり現物給付のかたちで提供される (図4・3).

障害支援区分 (図4・4) に対応した介護給付の種類と内容を表4・8に示す. 訓練等給付は, 共同生活や就労などを希望する障害者に必要な訓練を提供するもので, 共同生活援助 (グループホーム) などの居住系のサービスと訓練, 就労移行支援としての訓練・就労サービスとがある. 自立支援医療給付としては, 18歳以上の障害者に対する "更生医療", 18歳未満の障害児を対象とした "育成医療", 精神疾患を罹患した障害者を

○ 障害の多様な特性その他の心身の状態に応じて必要とされる標準的な支援の度合を総合的に示すもの.

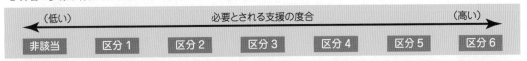

○ 市町村は，障害者などから介護給付などの支給にかかわる申請を受理した場合，以下の手続きによる"障害支援区分の認定"を行う.

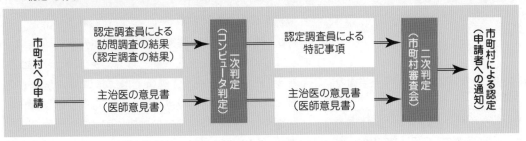

図4・4 障害支援区分と障害支援区分の認定手続き

対象とした"精神通院医療"があり，医療が必要とされる障害者が公費負担によって医療が受けられる. 義肢，視覚障害者安全つえ，補聴器，電動車椅子，歩行器などの舗装具の購入・修理が利用者負担1割で提供される. 障害者に対するサービスにかかわる手続の簡素化などのために障害者手帳が公布される（⇨コラム㉓）.

4・5・4 精神障害者への対応

精神障害者の医療および保護，社会復帰の促進，自立と社会経済活動への参加の促進のために必要な援助を行い，精神障害者の福祉の増進を図ることを"精神保健及び精神障害者福祉に関する法律（精神保健福祉法，1995年制定）"において規定している（⇨コラム㉔）. 対象者は，統合失調症，精神作用物質による急性中毒またはその依存症，知的障害，精神病質その他の精神疾患を有する者とされている（第5条）.

精神障害者の入院形態として，① 患者本人の同意を得ての"任意入院（第20条）"，② 家族などの同意を得て行われる"医療保護入院（第33条）"，③ 急速を要し，家族などの同意を得ずに行われる"応急入院（第33条の7）"，④ 自傷他害のおそれのあると認められた者に対する"措置入院（第29条）"，⑤ 急速を要し，時間的余裕がない場合に適用される"緊急措置入院（第29条の2）"がある. なお，③ 応急入院と ⑤ 緊急措置入院は，入院期限が72時間とされている. 任意入院以

コラム㉓ 障害者手帳

障害者手帳を保持している者は障害者総合支援法の対象となる. 3種類の障害者手帳がある. 市町村に申請し交付される.
① 身体障害者手帳: 身体に一定以上の障害があると認められた者
② 療育手帳: 児童相談所，知的障害者更生相談所において知的障害があると判定された者
③ 精神障害者保健福祉手帳: 一定の障害があることが認定された者

コラム㉔ 精神保健福祉法の歴史

1900年（明治33年）精神病者監護法
1919年（大正8年）精神病院法
1950年（昭和25年）精神衛生法
1965年（昭和40年）精神衛生法改正
1987年（昭和62年）精神保健法
1993年（平成5年）精神保健法改正
1993年（平成5年）障害者基本法
1995年（平成7年）精神保健福祉法[†1]
1999年（平成11年）精神保健福祉法改正
2005年（平成17年）障害者自立支援法
　　（2013年より　障害者総合支援法[†2]）
2014年（平成26年）精神保健福祉法改正
[†1] 精神保健及び精神障害者福祉に関する法律
[†2] 障害者の日常生活及び社会生活を総合的に支援するための法律

外の入院形態は，指定研修などを修了した精神保健指定医の診察が必要となる.

a. 精神障害者の社会復帰施策　精神障害者に対する社会復帰施策は，身体障害者および知的障害者と一本化して実施されている（§4・5・3参照）．精神科の病院・診療所や保健所・精神保健福祉センターでは，社会復帰を目指した精神科デイケアが行われている.

b. 地域における精神障害者のサポート　地域で暮らす精神障害者の支援機関として，保健所と精神保健福祉センターがある．保健所では，地域保健法第6条に基づき精神障害者の社会復帰だけでなく，精神障害者の早期発見や地域住民の心の健康に関する相談も行い，必要に応じて地域で暮らす精神障害者の自宅への家庭訪問も行う．精神保健福祉センターは，保健所に対して技術的な支援を行うほかに，精神保健福祉に携わる人材育成や地域に向けた精神保健の普及啓発活動を行っている.

　精神障害者の治療が，入院治療（施設治療）から地域生活の中での治療（在宅治療）へ移行しつつあり，保健所が中心となって行っていた精神障害者に対する支援機能の一部は市町村に移行されている.

4・5・5　心の問題とメンタルヘルス対策

　国民生活基礎調査（2019年）によると，全国民の約半数（47.9％）が悩みやストレスなどの心の問題を抱えていることが報告されている．年齢階級別にみると，男女ともに30歳代から50歳代に問題を抱えている者が多く，男性の約5割，女性の約6割が程度の差はあるが心の問題を抱えていることが推察されている

表4・9　自殺総合対策における当面の重点施策

自殺総合対策における当面の重点施策
地域レベルの実践的な取組みへの支援を強化する
国民一人ひとりの気づきと見守りを促す
自殺総合対策の推進に資する調査研究などを推進する
自殺対策に係る人材の確保，養成および資質の向上を図る
心の健康を支援する環境の整備と心の健康づくりを推進する
適切な精神保健医療福祉サービスを受けられるようにする
社会全体の自殺リスクを低下させる
自殺未遂者の再度の自殺企図を防ぐ
遺された人への支援を充実する
民間団体との連携を強化する
子ども・若者の自殺対策をさらに推進する
勤務問題による自殺対策をさらに推進する

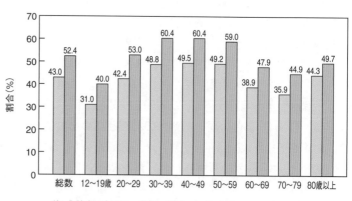

図4・5　性・年齢階級別にみた悩みやストレスがある者の割合
出典: 国民生活基礎調査（2019）

注: 入院者は含まない. □男 ■女　2019年

（図4・5）.

　人口動態統計（2019年）では，自殺による死亡者数は1年間で19,425人となっている．2009年の30,707人をピークに減少傾向にあるものの，男性の中年層（40〜60歳）の自殺死亡者が全体の約25%を占めている状況は変化していない．このような状況をふまえ，2006年に"自殺対策基本法"が制定された．自殺対策における国，地方公共団体，事業者の役割・責務を明確にし，自殺の事前時期，危機期，自殺発生後，自殺未遂後の各段階に応じた効果的な施策を実施し，関係機関の密接な連携のもとで自殺者の軽減に努める必要がある．

　国は，自殺対策の指針として"自殺対策の大綱"を定め，（表4・9）2026年までに自殺死亡率を2015年比30%以上減などの数値目標を示している．

5 健康課題に対する国・行政の取組み

5・1 環境保全対策
5・1・1 地球環境

a. 人と環境　人を取巻く環境には，生命を育む**自然環境**をベースにして，**生活環境**および**社会環境**がある（図5・1）．人は生きていくうえで必要な栄養や水，酸素を自らの力でつくり出すことができない．これらはすべて自然環境がもたらしたものである．たとえば，日本人の主食である米は，稲が田に降り注ぐ太陽エネルギーを利用し水と二酸化炭素をもとに光合成してできたものである．野菜や家畜の飼料も光合成の産物である．魚介類も，水と大気の循環によって育まれた森から流れ出た養分が川を経て海に流れ込みプランクトンを育み，それを捕食して育ったものである．水や酸素も地球が数十億年もの非常に長い年月をかけてつくり上げてきた水と大気の循環の産物にほかならない（⇨コラム**1**）．

生活環境とは居住や労働に関する環境のことである．**社会環境**は，生産と消費，医療や保健，福祉，教育，交通やインフラ，通信などの社会サービス，政治や経済，文化などの社会活動，組織や法制度など，人の活動に関するすべての環境が含まれる．人の生命と健康の維持には，良好な自然環境，生活環境および社会環境が持続可能なかたちで存在することが大前提である．

　私たちの祖先と考えられているホモサピエンスは数十万年ほど前に地球上に誕生したと考えられている．狩猟の時代は，人の自然改変力がそれほど大きくなく集団の規模も150人程度であり，人の活動が自然環境に及ぼす影響はわずかだった．しかし，人が自然改変力を高め農業や工業が発達すると事態は一変した．すなわち，産業革命前の1700年代の世界人口は6億人だったが，100年後には12億6千万人，2000年には60億人と急増していった．一方，これと並行して人の自然改変力が巨大化し，特に産業革命以降，人は利便性と快適性を追い求め，それまで地球には存在しなかった新たな化学物質を次々に合成していった．また，発達した土木技術を駆使して海や山の自然環境を大規模に改変し巨大都市

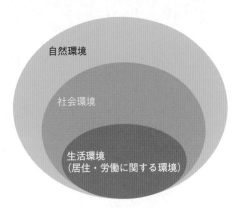

図5・1　環境の重層性

> **コラム1　地球における水と大気の循環**
>
> 　推定46億年前に誕生した地球は，マグマが徐々に冷えて固まり大気圧や地表温度が下がると，大気中の膨大な水蒸気が雨となって降り注いだ．それは何万年も続き，やがて海ができて水循環が形成されていった．地球誕生のころ，原始大気には高濃度の二酸化炭素や窒素が含まれていたが，二酸化炭素が海に溶け込み地球の大気は窒素を主成分とする大気に進化していった．そして約30数億年前ごろに海の中に藻類が繁殖を始めて事態が一変した．活発な光合成により膨大な量の酸素が生成され，それが現在の大気の組成（窒素が80％，酸素が20％）へと変化していった．その後，大気圏を覆い尽くした酸素は紫外線によってオゾン層を形成し，生命にダメージを与える紫外線をさえぎり生命圏が海から陸に拡大することを可能にした．

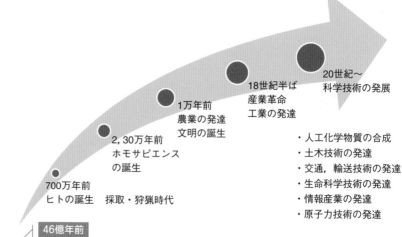

図5・2　自然改変力の変遷

を世界各地に誕生させ，そこでの活発な社会活動によって膨大な量の廃棄物を自然環境に排出して環境汚染をひき起こし，自然環境に深刻な影響を及ぼすようになった．そして，一瞬にして都市を壊滅させた広島と長崎の原爆に象徴されるように，今や人は究極の自然改変力ともいえる核兵器を手にし，人類の存続まで脅かすまでになった（図5・2）．

b. 人 と 環 境 負 荷

1）環境負荷とは：人は，肛門からは糞と屁を，腎臓を通して尿を，皮膚からは汗を，口からは炭酸ガスと水分を自然環境中に排出し続けている．人が生きることは環境を汚すことであり，それは生物としてのヒトの宿命である．このことを環境に負荷をかけるという．1993年に施行された環境基本法では，環境負荷を“人の活動により，環境に加えられる影響であって，環境の保全上の支障の原因となるおそれのあるものをいう”と定義している．人の活動により，下水（液体の環境負荷）や排ガス（気体の環境負荷），ごみ（固体の環境負荷）といったさまざまな形態の環境負荷が発生する．いったん発生した環境負荷は消えてなくならない．洗濯を例にとると，衣服に着いた汚れは洗濯によって水に移行するだけであって汚れが消えたわけではない．洗濯排水を下水処理すると処理した水はきれいになるが，汚れは下水の汚泥に移行しただけであって汚れが消えたわけではない．したがって，環境負荷が健康に及ぼす影響を考える

とき，どんな環境負荷がどれだけ発生し，水系，大気系，あるいは土壌系のどの環境系に移行するのか，質と量の両面から捉えることが肝要である．

2）環境浄化の仕組み：地球環境には環境負荷を受け入れ浄化する仕組みが備わっている．たとえば，トイレがない時代には人は野糞をしていた．野糞に含まれる炭水化物や脂肪，タンパク質は，大地に生息する微生物（分解者）により最終的には二酸化炭素と水，アンモニアに分解される．一方，植物（生産者）は二酸化炭素と水を取込み，太陽エネルギーを利用して光合成を行い，炭水化物（自らの栄養源）をつくりだすとともに大気中に酸素を放出する．そして，植物は草食動物（一次消費者）に，草食動物は肉食動物（二次消費者）に，肉食動物はより高次の肉食動物（高次の消費者）に捕食される一方，酸素は動植物や好気性微生物に取込まれ，発育と生命維持活動に利用される．また，枯れた草木や落ち葉，動物の死体は微生物により分解され，二酸化炭素と水，アンモニアになる．アンモニアは，硝化菌によって硝酸性窒素に変化し植物の栄養として取込まれる一方，硝酸性窒素は土壌中の脱窒菌により窒素ガスとして大気中へ放出（脱窒）される．またエンドウ，大豆やクローバー（シロツメクサ）などの根粒に生息する根粒菌は，大気中の窒素をアンモニアに変換し植物に栄養素を供給する．

　人は環境を汚す，すなわち環境に負荷をかけるが，自らの力でそれを浄化することはできない．浄化の主役は微生物である．生体を構成している有機物であるタンパク質，脂質および炭水化物の主要元素は，炭素，酸素，水素および窒素である．これらの元素は，微生物の関与によって地球の中を循環し，地球生命圏を支えている．このように，人も含めあらゆる生物は，地球上に誕生して以降，地球の自然生態系に絶妙に組込まれ，ダイナミックな物質循環によって生かされてきたのである（図5・3）．

　3）環境浄化の限界：環境浄化は万能ではない．その働きである沈殿・吸着や微生物による分解には，一定の時間を要するからだ．浄化作用のスピードを超えて環境に負荷をかけ続けると，環境汚染が進行する．20世紀に入り，人は地球上に存在しなかった新たな化学物質を次々と合成し，自然環境中へ大量に排出するようになっ

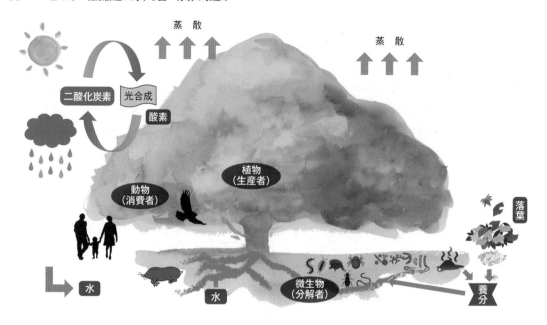

図5・3　地球生命圏における水と大気の循環

PCB: polychlorinated biphenyl（ポリ塩化ビフェニル）

コラム２　有機塩素系化合物
　炭素に結合した塩素を含む有機化合物（基本を学ぶ看護シリーズ1，自然科学の基礎知識を知る，p.71 図5・2およびp.73 表15・3参照）のこと．PCB，ジクロロプロパン，ジクロロメタン，フロン，DDT，塩化ビニル，ダイオキシンは，すべて有機塩素系化合物である．難燃性，不溶性，電気絶縁性および耐熱性に優れているので絶縁油，溶剤，農薬，プラスチックなどさまざまな用途に利用されてきた．

た．これらの中には，塩化ビニル，PCBなどの有機塩素化合物（⇨コラム２）や有機水銀のように微生物が分解するのに非常に長い年月がかかるものや，カドミウムや六価クロム，ヒ素，アスベスト（⇨コラム３），放射性物質のように微生物による分解が困難なものがある．そのため，これらの環境負荷物がいったん自然環境中に排出されると長い年月にわたって海や湖沼，河川，土壌中に残留するが，中には発がん性や生殖毒性など人の健康に深刻な影響を及ぼすものがあり，継世代影響を含め長期間にわたり健康被害を及ぼし続けるおそれがある．

c. 地球規模の環境変化と健康課題

1）地球温暖化：地球の表面温度は，太陽から受ける熱と地表面から逃げていく熱の収支によって決まる．大気中に，二酸化炭素やメタン，一酸化二窒素などの温室効果ガスがまったく存在しなければ，地表面から放射された熱は大気を素通りしてしまい，地表面の平均気温は－19℃になるといわれている．現在の平均気温は14℃前後である．これは，温室効果ガスが，地表面から放出されて地球の外へ逃げていく熱を吸収し，地表へ再放射することにより大気が暖められた結果である（図5・4）．産業革命（18世紀半ばから19世紀半ば）以降，石油や石炭などの化石燃料の大量使用により大気中への

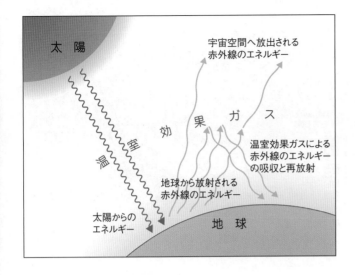

図5・4　温室効果ガス

二酸化炭素の排出が増加し，**温室効果**が高まり地表面の温度が上昇している．これを地球温暖化とよんでいる．

　IPCC（気候変動に関する政府間パネル）は数年ごとに最新の知見を整理して報告書を作成している．IPCC第5次評価報告書（2013年）によれば，世界平均地上気温は，1880年から2012年の132年間に0.85 ℃上昇し，特に，最近の上昇率は高いとしている．さらに，21世紀末には世界の平均地上気温はさらに0.3 ℃〜4.8 ℃上昇すると予測している．予測に大きな開きがあるのは，温暖化対策シナリオ（RCP ⇨ コラム❹）の違いによる．また，温暖化に伴い，気温上昇に加えて，北極海の海氷の減少や海面水位の上昇，地下水の塩水化などが予測されている．

　地球温暖化に伴うおもな健康影響として熱中症の増加と感染症の発生がある．

　① **熱中症**：高温環境下で体温調節などの適応ができずに生じるさまざまな身体異常の総称を熱中症という．脱水，めまい，発汗など軽度のものから意識混濁，意識喪失など重度のものまであり，死に至ることもある．熱中症による救急搬送者数（総務省消防庁），死亡者数（人口動態統計）は，急激に増加している．2010年以降の救急搬送者数は毎年5万人前後，最多で9万人強であり，死亡者は500人から1800人弱で1000人を超える年が5年ある．死亡者の約8割を高齢者が占めている．

　最高気温の上昇に伴って熱中症リスク（発生率）が高

コラム❸　アスベスト

　天然に採取される鉱物の一種であり，石綿（せきめん／いしわた）ともよばれてきた．耐火性・断熱性・電気絶縁性に優れていたので，戦後，耐火対策や断熱対策，防音対策としてビルや住宅などに多用された．しかし，アスベストは吸入すると肺がんや悪性中皮腫などの悪性疾患をひき起こす．アスベストの健康被害は，数十年経ってから発症する場合もある．建設現場でアスベストの健康被害を受けたとして元作業員らが国や建材メーカーを訴えた集団訴訟が，2008年から全国で20件余り起こされた．原告は1100人以上にのぼる．2020年12月，最高裁において国の賠償責任が認められた．

IPCC: Intergovernmental Panel on Climate Change（気候変動に関する政府間パネル）

コラム❹　RCP: Representative Concentration Pathways（温暖化対策シナリオ）

　RCPシナリオとは，将来の温室効果ガスが安定する濃度レベルと，そこに至るまでの経路のうちの代表的なものを選び作成されたものである．RCP2.6はこれからの100年間で気温が2 ℃上昇，RCP8.5は気温が4 ℃上昇することを仮定したシナリオである．RCPに続いて表記される数値が大きいほど地球温暖化をひき起こす効果が大きいことを示す．

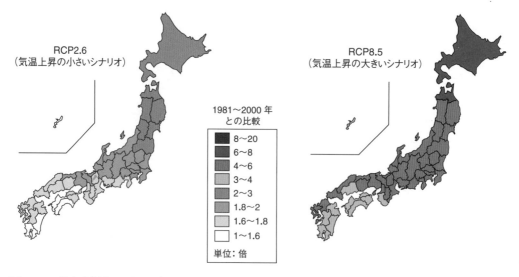

RCP2.6
（気温上昇の小さいシナリオ）

RCP8.5
（気温上昇の大きいシナリオ）

1981～2000年
との比較

8～20
6～8
4～6
3～4
2～3
1.8～2
1.6～1.8
1～1.6

単位：倍

図5・5　熱中症将来予測図　出典：国立環境研究所　気候変動適応情報プラットフォームより改変.

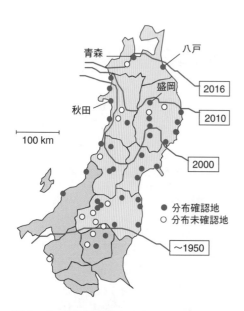

青森
八戸
盛岡
秋田
100 km

2016
2010
2000
～1950

● 分布確認地
○ 分布未確認地

**図5・6　東北地方におけるヒトスジシマカ
の分布の北限の移動**　出典："保健の科
学", 60 (3), 杏林書院 (2018)

まる. 熱中症の将来予測を図5・5に示す. 21世紀末
の熱中症による救急搬送者数は, RCP2.6では1倍か
ら2～3倍に, RCP8.5では2～3倍から6～8倍に増
加すると予測されており, 地域別にみると北海道, 東北
北部で増加率が高いことが予測されている.

②　**感染症**: 温暖化の影響として節足動物媒介感染症
の増加があり, WHOの将来予測によれば, 多くの節足
動物媒介感染症の分布域が拡大するとされている. 代表
的な媒介動物の一つである蚊についてみると, 温暖化が
進むことによって, 生育場所が拡大（北上）し, 蚊の成
長速度が速くなり（蛹化時間, 羽化時間が短くなる）,
生存日数が長くなることから, 感染者から吸血した蚊が
次の人に感染させる危険性が増加する. 日本で注目すべ
き感染症としては, マラリア, デング熱, 日本脳炎など
があげられる.

マラリア, デング熱は, 現在, 海外で感染した患者に
より国内に持ち込まれるケース（輸入感染）がほとんど
であるが, 将来は, 海外で流行が拡大することにより,
海外渡航者の感染リスクが増大し, 国内での媒介蚊生息
域の拡大, 媒介蚊の増加により国内での二次感染が増加
し, 国内における流行が拡大すると考えられる. 2014
年に東京代々木公園で発生したデング熱のように, 現在
でも国内二次感染があるが, 温暖化によりリスクが拡大
し, 感染流行が常在化する危険性がある. 一例として,

図5・6にデング熱媒介蚊の一種であるヒトスジシマカの分布の北限の移動状況を示す．1950年代には関東地方が北限であった分布域が，最近では東北地方北部まで拡大しており，将来的には北海道にまで北上すると考えられている．

　日本国内に限ってみるとマラリア，日本脳炎が拡大するリスクは小さいと考えられる．マラリアについては，媒介蚊，特にコガタハマダラカは山裾の小川・渓流を好んで棲み，飛翔距離も短いため，都市化の進んだ現在では，一部の農作業者を除き，一般の市民がコガタハマダラカに刺されるリスクは非常に小さいといえる．また，日本脳炎については予防接種に加えて，ウイルス仲介種であるブタが集中管理（養豚業）されていることにより感染流行のリスクは小さいと考えられる．

2）オゾン層破壊と紫外線

　① オゾン層の破壊：オゾン（⇨ コラム **5**）は，地上から50 km上空までに広く分布しており，その約90 %が地上10〜50 kmの成層圏領域に存在しているために成層圏オゾン層ともよばれている．オゾン層は太陽からの紫外線を遮って地球上の生物を守っている．オゾン層が1 %減ると地上紫外線強度は約1.5 %増えるといわれている．1974年，米国カリフォルニア大学のローランド教授とモリーナ博士が，CFC（クロロフルオロカーボン）が成層圏オゾン層を破壊し，その結果としてヒトや生態系への影響が生じる可能性を指摘する論文を発表し，オゾン層破壊物質としてのフロン（⇨ コラム **6**）が注目されるようになった．フロンは，変質しない，燃えない，毒性がないなどの性質を備えているためにエアコンや冷蔵庫の冷媒，スプレーの噴射剤など幅広く使われていた．フロンは地表面付近の大気中では壊れず，成層圏まで上昇し，そこで紫外線（UV-C）により分解され，フロンから放出された塩素原子が連鎖反応的にオゾンを破壊する（図5・7）．

　図5・8に1979年と2020年の南半球，北半球の春季オゾン全量の分布を示す．現在のオゾン全量は1970年代と比べて少ないが，フロンなどのオゾン層破壊物質の排出削減により，2000年以降緩やかな回復傾向がみられる．オゾン全量が1980年代レベルに戻るのは，北半球中緯度域では2010〜2030年頃，南半球中緯度域では2025〜2045年頃，南極域では21世紀中頃以降

コラム **5**　オゾンとオゾン層

　オゾン（O_3: 酸素原子3個からなる気体）は，大気中で酸素分子（O_2）から生成する酸素原子（O）とO_2の結合反応によって生成する酸化力の強い物質．大気中のオゾンは成層圏に約90 %存在しており，このオゾンの多い層を成層圏オゾン層という．オゾンは，その強い酸化力によりヒトの健康被害や植物・作物被害をもたらすが，成層圏オゾン層のオゾンは太陽光に含まれる有害紫外線を吸収するフィルターとしての役割を果たしている．

コラム **6**　フロン

　フロンは，フルオロカーボン（フッ素，塩素，炭素の化合物）の総称．フロン排出抑制法では，CFC（クロロフルオロカーボン），HCFC（ハイドロクロロフルオロカーボン），HFC（ハイドロフルオロカーボン）を"フロン類"とよんでいる．

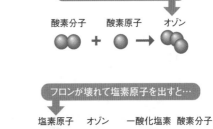

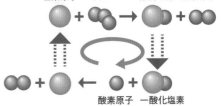

図5・7　フロンによるオゾンの破壊

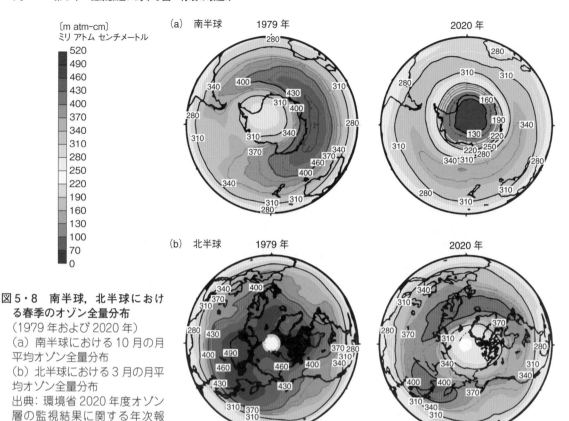

図5・8　南半球，北半球における春季のオゾン全量分布
（1979年および2020年）
（a）南半球における10月の月平均オゾン全量分布
（b）北半球における3月の月平均オゾン全量分布
出典：環境省 2020年度オゾン層の監視結果に関する年次報告書

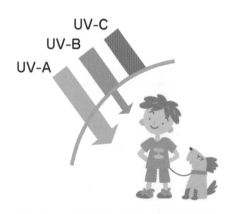

図5・9　UVの種類　出典：紫外線環境保健マニュアル2020 環境省ウェブサイト　https://www.env.go.jp/content/900410651.pdf

になると予想されている．紫外線量はオゾン全量に対応するかたちで減少すると予測されている．

② **紫外線の健康影響**：紫外線は波長により，A領域紫外線（UV-A：波長315〜400 nm），B領域紫外線（UV-B：280〜315 nm），C領域紫外線（UV-C：100〜280 nm）に分けられる．UV-Cは大気中の酸素分子やオゾン層で完全にさえぎられて地表には届かない．UV-Bもオゾン層などにさえぎられて一部が地表に到達する（図5・9）．紫外線は，低緯度帯で高く高緯度帯で低い．日本では沖縄，九州で高く，東北，北海道では低い．夏季に高く冬季に低く，1日のうちでは正午前後に高い．

健康影響（皮膚の老化，白内障，皮膚がんなどのがん疾患，免疫機能の低下など）を考える際には，紫外線の強さだけではなく，紫外線曝露量が重要になる（図5・10）．

3）**越境大気汚染**（PM2.5，黄砂）：越境大気汚染の代表的なものとして中国から飛来する **PM2.5**（⇨コラ

ム**7**），黄砂（⇨コラム**8**）がある．

　2008年の北京オリンピック開催を前に，中国北京市ではPM2.5汚染が大きな問題となった．PM2.5の発生源は多様で，物の燃焼により直接排出されるもの（一次生成）と大気中の化学反応により生成されるもの（二次生成）がある．一次生成の発生源としては，産業部門，発電部門，輸送部門，家庭部門など人間活動によるもののほか，土壌，海洋，火山など自然由来のものがある．中国政府はオリンピック開催にあたって，PM2.5主要発生部門への規制を行ったことによりPM2.5濃度が大幅に改善したが，PM2.5主要発生部門は国の経済を回していく上で不可欠であり，オリンピック終了と同時にPM2.5汚染が再開した．ちなみに，2022年北京冬季オリンピックでも，2008年ほどではないものの，同じことが起きたといわれている．

　黄砂についてもたびたび中国大陸からの飛来が観測されている．

　PM2.5，黄砂の越境汚染の実態を明らかにするために，観測局の設置，気象衛星による観測，ライダー装置による観測，シミュレーションモデルの開発・応用などさまざまな取組みが行われている．大気汚染常時監視局データによれば，日本のPM2.5濃度は，一般環境大気測定局，自動車排出ガス測定局とも改善傾向にあるが，環境基準の非達成局は中国・四国地方の瀬戸内海に面する地域，九州地方の有明海に面する地域に集中しており，中国からの越境汚染の可能性も否定できない．

　4）放射性物質による環境汚染：1986年の旧ソ連のチェルノービリ原子力発電所の事故や2011年3月11日の東日本大震災に伴う東京電力福島第一原子力発電所の事故により大量の放射性物質が環境中に放出された．いずれの事故も原子力災害のレベルを示すINES（⇨コラム**9**）の最高レベル（レベル7）の大規模な原子力災害であった．福島事故後にはさまざまな防災対策（立入り禁止区域，屋内退避，避難・移転，食品摂取制限など）がとられたが，事故後10年以上経過した2022年時点でも発電所に隣接する地域は帰還困難区域と指定されている．食品中の放射性物質や空間線量のモニタリングが継続して行われている．

　d．公害などが及ぼした健康被害

　1）大気汚染および水質汚染による健康被害：環境基

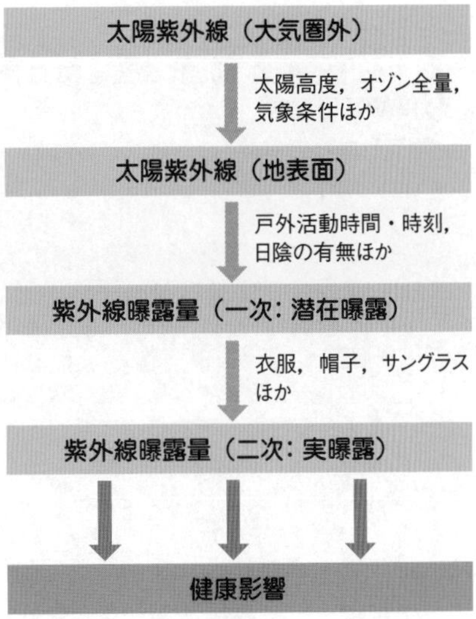

図5・10　生活環境中の紫外線曝露

コラム7　PM2.5

　PM2.5は粒径2.5 µm以下の粒子状物質で微小粒子状物質ともよばれている．日本では，粒径10 µm以下の粒子状物質SPM（浮遊粒子状物質）が環境基準物質とされていたが，粒径の小さい粒子の影響が大きいことが示されたことから，2009年にPM2.5が環境基準物質に指定された．粒子が非常に細かいので，吸い込んでしまうと細い気管支や肺の奥まで入り込む．そのため，ぜんそくや気管支炎など呼吸器疾患のリスクを高める．環境基準は1年平均が15 µg/m³以下，1日平均が35 µg/m³以下である．環境基準達成率は数年前までは非常に低かったが，最近では90％を超えている．

コラム8　黄砂

　中国大陸内陸部のタクラマカン砂漠，ゴビ砂漠や黄土高原など，乾燥・半乾燥地域で，風によって数千メートルの高度にまで巻き上げられた土壌・鉱物粒子が，大気中に浮遊あるいは降下する現象である．春季には，偏西風に乗って日本に飛来することも多い．

　風によって大気中に舞い上げられた黄砂は，発生源地域周辺の農業生産や生活環境に重大な被害を与えるだけでなく，黄砂粒子を核とした雲の発生・降水過程を通して地球全体の気候にも影響を及ぼしている．

コラム 9　INES: International Nuclear and Radiological Event Scale 国際原子力事象評価尺度

　原子力施設の事故の規模を示す尺度で，レベル 0 からレベル 7（深刻な事故）に区分されている．① 原子力施設外への影響，② 原子力施設内の影響，③ 深層防護の劣化の 3 つの視点に着目して国際原子力機関（IAEA）と経済協力開発機構原子力機関（OECD/NEA）によってレベルが決定される．旧ソ連のチェルノブイリ，東京電力福島第一原子力発電所の事故はレベル 7，茨城県東海村 JCO（核燃料加工施設）の臨界事故（1999 年）はレベル 4 とされている．

コラム 10　生物濃縮

　生物濃縮には，化学物質が水性生物のエラ呼吸や上皮などの体表面を通じて吸収され体内に蓄積する "直接濃縮" と，プランクトンを貝や小魚が化学物質を摂取し，それらを大きい魚が捕食，それをさらに大きな魚が捕食するといったように食物連鎖によって何百万倍にも化学物質が濃縮される "間接濃縮" とがある．

コラム 11　1977 年認定基準

　1971 年，旧環境庁が "有機水銀の影響が否定できない場合は認定" としたが，その後の申請者の増加に伴い，1977 年同庁は，感覚障害のほか，視野狭窄，運動失調など複数の症状の組合わせを認定条件としたことから数多くの未認定患者が生み出された．そのため，2009 年には，未認定患者に一時金 200 万円や医療費などを支払う水俣病被害者救済法（正式名称：水俣病被害者の救済及び水俣病問題の解決に関する特別措置法）ができた．申請者は 6 万 988 人に達した．

　本法では，公害を環境の保全上の支障のうち，"事業活動その他の人の活動に伴って生ずる相当範囲にわたる大気の汚染，水質の汚濁，土壌の汚染，騒音，振動，地盤の沈下および悪臭によって，人の健康または生活環境（人の生活に密接な関係のある財産並びに人の生活に密接な関係のある動植物及びその生育環境を含む）に係る被害が生ずることをいう" と定義している．公害病とは，公害がもたらした健康被害のことで，1950 年代後半から 1960 年代の日本の高度経済成長期に発生した水俣病，新潟水俣病，四日市ぜんそくおよびイタイイタイ病は，**四大公害病**とよばれている．

　① **水俣病**・新潟水俣病：水俣病とは，有機水銀（メチル水銀）に汚染された魚介類を摂取したことによって発生した公害病であり，四肢末端の感覚障害，視野狭窄，運動失調，言語障害および聴覚障害といった中枢神経系の障害を特徴とする．原因化学物質は，工場（チッソ株式会社）から廃水として海に放出された有機水銀であり，これが生物濃縮（⇨コラム 10）を通して人の健康に深刻な被害をもたらした．

　熊本県の水俣湾一帯に特異的な中枢神経障害の発生が確認されたのは 1953 年で，水俣病患者として国により正式に認定されたのが 1956 年である．母親の胎盤を通過した有機水銀が胎児にひき起こした先天性の有機水銀中毒，いわゆる "胎児性水俣病" も発生した．水俣病患者の多くは，漁業を生業とし，栄養源の多くを魚介類に依存していた人々だった．

　チッソ株式会社が触媒に水銀を利用したアセトアルデヒドの製造を中止したのは，公式確認から 12 年を経た 1968 年である．この間水俣病の拡大を防止できなかった背景には，チッソ水俣工場が雇用や税収などの面で地元経済に大きな影響を与えていたことのみならず，日本の高度経済成長への影響に対する懸念が働いていたためと考えられている．

　国が水俣病の原因が廃水中の有機水銀にあると断定したことを受け，1968 年から国による患者の公害認定が始まったが，1997 年に認定基準が変更された．しかし，2013 年における最高裁判決は，複数の症状を必要とする 1977 年認定基準（⇨コラム 11）を "医学的な正当性を裏付ける的確な証拠は存在しない" と明確に否定した．当時 20 万人以上の人たちが不知火海沿岸に住

んでいたといわれるが，水俣病として認定された患者は2996人（2018年3月末）にすぎない．被害者の老齢化も進んでおり不知火海一帯の被害実態調査を急ぎ必要な対策を講じていく必要がある．水俣病は終わっていない．

　新潟水俣病は，新潟県の阿賀野川流域において起きた有機水銀による公害病である．新潟水俣病として公式に認定されたのは1965年であり，第二水俣病ともよばれている．公害健康被害補償法（通称公健法，1973年制定）に基づく認定患者数は，2016年3月末で702人である．原因は，阿賀野川中流域に排出された有機水銀を含む工場（昭和電工株式会社）廃水だった．

　もし，チッソ株式会社が水俣病の原因物質を工場廃水中に含まれる有機水銀であることを認め速やかに汚染防止対策をとっていたなら，有機水銀による汚染が水俣湾から不知火海一帯にまで広がらなかったし，新潟水俣病も早く食い止めることができたといわれている．水俣病患者に寄り添い，胎児性水俣病を発見するなど水俣病に生涯をささげた熊本大学医師の故原田正純氏が残した“水俣病の小なる原因は有機水銀であり，中なる原因はチッソが廃液を垂れ流したことであり，大なる原因は人を人として扱わなかったことである”という言葉から，生命と健康あっての経済であることをわれわれはしっかりと学ぶ必要がある．

　② **四日市ぜんそく**：四日市ぜんそくとは，三重県四日市市を中心に1960年頃から発生した慢性気管支炎，気管支ぜん息，ぜんそく性気管支炎，肺気腫などの呼吸器疾患である．“公害健康被害の補償等に関する法律（公健法）”に基づく1973年の認定患者数は1039人に達した．

　四日市ぜんそくをひき起こした原因物質は，石油化学コンビナートから排出された有害な亜硫酸ガスとそれが大気中の水分に溶け酸化してできた硫酸ミストである．亜硫酸ガスは，中近東の原油から精製された重油に多く含まれる硫黄分の燃焼により発生した．

　亜硫酸ガス以外にも，工場や車，事業所から排出された窒素酸化物（⇨コラム**12**）や浮遊状粒子物質，PM2.5も気管支ぜんそくなどの呼吸器疾患をひき起こす．また亜硫酸ガスや窒素酸化物は雨に溶けて酸性雨になり，自然生態系に悪影響を及ぼす．大気汚染による健

コラム12　窒素酸化物

　窒素酸化物（NO_x）は，化石燃料を高温で燃やしたとき，空気中の窒素と酸素が結びついて発生する．窒素酸化物の発生源は主として自動車，工場やビルおよび火力発電所である．窒素酸化物と炭化水素で汚染された大気に紫外線が当たると光化学オキシダント（O_x）が発生する．高濃度の光化学オキシダントが大気中に漂うと光化学スモッグになる．二酸化窒素（NO_2）は呼吸器疾患を，光化学オキシダントは目の痛みや吐き気，頭痛などをひき起こす．また，窒素酸化物は酸性雨の原因にもなっている．

康被害は，自国だけにとどまらない．近年では，中国大陸から偏西風に乗って黄砂ともにPM2.5，亜硫酸ガスや窒素酸化物などが日本に飛来しており，健康被害が懸念されている．

③ **イタイイタイ病**：イタイイタイ病は，富山県神通川流域において起きたカドミウムによる慢性中毒で近位尿細管機能障害，骨軟化症および骨粗鬆症がおもな症状である．多数の骨折によって患者が"イタイイタイ"と言うことからこの病名が付いた．原因物質は，工場（三井金属鉱業株式会社神岡鉱業所）から排出された未処理廃水中に含まれていた有害な重金属，カドミウムである．長い年月にわたるカドミウムに汚染された川の水の飲用，米などの農作物や川魚の摂取によって健康被害がもたらされた．2016年3月における被認定患者数は196人である．

カドミウム以外でこれまでに環境汚染で深刻な健康被害をもたらした有害な重金属には，六価クロム（⇨コラム⓭）やヒ素（⇨コラム⓮）がある．

2）食品公害による健康被害

① **カネミ油症**：有害な化学物質で汚染された作物や食品を摂取すると健康被害をひき起こす．前者の例が農薬で汚染された野菜や果物がひき起こす健康被害であり，後者は食品公害である．その典型が日本最大の食品公害といわれているカネミ油症である．1968年に北九州を中心とした西日本において，PCBで汚染された食用油（カネミ倉庫株式会社が製造・販売）を摂取した住民に深刻な健康被害をもたらした．原因物質は，脱臭のために熱媒体として使用されたPCBが配管部から漏れ出て米ぬか油に混入し，加熱されることで発生した猛毒の発がん性物質ダイオキシン類である．

カネミ油症の症状などは，クロルアクネ（塩素ざそう），色素沈着，手足のしびれ，脱力感，頭痛，嘔吐，食欲減退，心臓疾患，肝臓障害，腎臓障害など，全身にわたる症状から"病気のデパート"といわれている．PCBは胎盤を通過し肌の黒い赤ちゃんが生まれた原因物質である．1968年10月の発覚から69年7月までに届出た被害者は1万4320人に達する．2017年度末の認定患者数は2318人とされている．治療法も含めて今なお被害者救済措置は不十分なままである．

3）有害な化学物質を取扱う工場で発生した健康被

コラム⓭　六価クロムの土壌汚染による健康被害

日本化学工業が57万トンという膨大な量の有害な六価クロム鉱さいを都内の江戸川区や江東区などにおいて埋め立てた結果，深刻な土壌汚染をひき起こした．産業廃棄物である鉱さいは，クロム鉱から重クロム酸（皮のなめしやメッキなどに利用される）を製造する過程で発生するが，高濃度の六価クロムが含まれていた．六価クロムは，鼻中隔穿孔，皮膚潰瘍，肺がんをひき起こす．

コラム⓮　ヒ素の健康被害

宮崎県土呂久（トルク）鉱山においてヒ素鉱石から亜ヒ酸を製造する業務に従事していた労働者や周辺住民に深刻な健康被害をもたらした．亜ヒ酸はおもに農薬の原料だった．1920年から約50年以上にわたり健康被害が続いた．ヒ素中毒には，急性，亜急性および慢性中毒がある．なお，現在では，ヒ素（自然由来）で汚染された地下水を長期間摂取し続けたことによるヒ素の慢性中毒が国際的に大問題になっている．バングラデシュでは140万本を超える井戸がヒ素で汚染されていると報告されている．症状としては色素沈着，角化症，気管支肺疾患，皮膚がんなどがある．

害: 有害な環境負荷が発生する労働環境では，適正な対策が取られないと健康被害が起きる．たとえば，大阪府内のオフセット印刷工場において校正印刷業務に従事した労働者が，換気条件が劣悪な作業環境の中で高濃度の有機塩素系溶剤（1,2-ジクロロプロパンやジクロロメタンなど）に長期間曝露された結果，胆管がんを発症した．2012年3月に労災申請が行われた．50歳未満での発症・死亡はきわめて少ないとされていたが，この工場では20〜49歳の17人が労災の認定を受け，うち8人が死亡し社会問題になった．

e. 環境保全対策

1) 日本における環境保全対策

① 環境保全対策の変遷: 1967年，公害による健康被害を防止するために"公害対策基本法"が制定され，これを受け，"大気汚染防止法"，"水質汚濁防止法"，"土壌汚染対策法"，"工業用水法"（地盤沈下），"騒音規制法"，"振動規制法"，"悪臭防止法"などが整備された．これらの法律には環境基準が設けられ，事業活動に伴う環境汚染に対して排出規制などが行われるようになった．なお，公害対策基本法は，1993年に新たに制定された**"環境基本法"**に取込まれ今日に至っている．

環境基本法において初めて"環境負荷"が定義された．公害対策基本法には人の活動総体を環境負荷ととらえる視点がなく，加害者は主として事業者（企業），被害者は住民という観点から，規制対象が事業活動にとどまっていた．これに対し環境基本法では，規制の対象を事業者のみならず，国，地方自治体および国民にまで広げ，すべての主体が環境に負荷をかけているという認識のもとに，ともに環境の負荷の少ない持続的発展が可能な社会の構築を目指すこととした．

② 有害化学物質への対策: 人がつくり出した化学物質の数は，2013年末で7870万物質にのぼるといわれている．しかし，これらの化学物質の中には急性中毒をひき起こすもの，自然環境における難分解性や生体における高蓄積性，人への長期毒性といった性質をもつものがある．環境経由で慢性中毒をひき起こす典型が，PCBの環境汚染による健康被害である．PCBは，難燃性や電気絶縁性，耐熱性に優れていることからトランスやコンデンサなどの絶縁油などに大量に利用されたが，廃棄されたPCBが魚介類を通じて生物濃縮され人に健

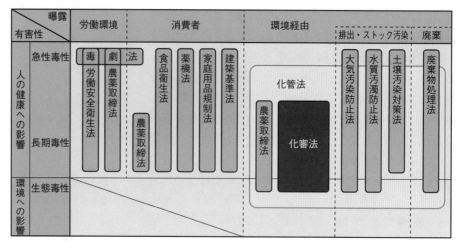

毒劇法：毒物及び劇物取締法（1950年）．毒劇物取締法とも略す
薬機法：医薬品，医療機器等の品質，有効性及び安全性の確保等に関する法律（1960年）
家庭用品規制法：有害物質を含有する家庭用品の規制に関する法律（1973年）
化管法：特定化学物質の環境への排出量の把握等及び管理の改善の促進に関する法律（1999年）
　　　　化学物質排出把握管理促進法，化学物質把握管理促進法，PRTR法とも略す
化審法：化学物質の審査及び製造等の規制に関する法律（1973年）
廃棄物処理法：廃棄物の処理及び清掃に関する法律（1970年）．ごみ処理法とも略す

図5・11　環境経由による健康被害防止に関係する法律

康被害を及ぼすようになった．1972年には大阪府において母乳から高濃度のPCBが検出されて深刻な社会問題になった．

　化学物質の取扱いを規制するために“化学物質の審査及び製造等の規制に関する法律（化審法）”（1973年）および“化学物質排出把握管理促進法（化管法）”（1999年）が制定された．これらの法律によって，有害な化学物質が環境経由で人の健康を損なったり，動植物の生息，生育に支障を及ぼしたりしないように製造や利用が規制されるようになった（ただし，農薬は“農薬取締法”で，毒物は“毒物及び劇物取締法（毒劇法）”で規制されている）（図5・11）．

　すなわち，化審法により，事業者が新規の化学物質を製造，輸入および使用する前に，国が分解性・蓄積性・人への毒性（発がん性，生殖毒性および変異原性など）・生態毒性などを審査し，必要な規制を行う．PCBは，この法律により製造，輸入および使用が原則禁止になった．また，化管法によりPRTRができ，有害な化学物質が，どこから（発生源），どれだけ環境中に排出されたか（排出量）あるいは廃棄物に含まれて事業所の外に運び出されたか（移動量）を事業者が国に届け出る

PRTR: Pollutant Release and Transfer Register　（化学物質排出移動量届出制度）

一方，国はそのデータを集計し公表することになった。

また，有害な環境負荷が発生する労働環境における健康被害を防止するために，労働安全衛生法の規則が改正された。それにより危険有害性が認められるすべての化学物質などについて，容器などへの表示，SDS（安全データシート）の交付が化学物質の譲渡・提供者に努力義務化され，その物質を使用する事業所の事業者に対しても労働者への情報の提供など健康障害防止措置を講じることが努力義務となった。

2）地球環境の保全対策

① 地球温暖化防止対策："気候変動に関する政府間パネル"（IPCC）と"締約国会議"（COP）において地球温暖化対策の議論が行われている。

（1）IPCC は UNEP と WMO によって 1988 年に設立され，各国の政府関係者，地球温暖化気候変動に関わる専門家が参加し，地球温暖化とそれに伴う気候変動の実態や地球環境・経済社会への影響，必要な対策などについて，科学的，技術的，社会科学的な観点から検討し，見解を提供している。

（2）**COP** は，気候変動枠組条約の加盟国が，地球温暖化に対する具体的対策を定期的に議論する会合であり，議定書（京都議定書など），協定（パリ協定など）が結ばれている。**京都議定書**は，COP3（1997 年，京都）で採択された国際合意で，先進国の温室効果ガス排出量の数値目標を国ごとに設定，国際的に協調して，目標を達成するための仕組みを導入することとなった。パリ協定は COP21（2015 年，パリ）を採択し，京都議定書に変わる新たな枠組みを設定した。

（3）日本における地球温暖化への取組みは，気候変動適応法（2018 年）を制定し，気候変動適応計画（2021 年）の策定，気候変動適応センターの設置（国立環境研究所），地域気候変動適応計画の策定，地域気候変動適応センターの確保が進められている。さらに，気候変動適応広域協議会（全国7ブロック）などで気候変動適応に関する議論が行われている。

② オゾン層保護のための**ウィーン条約**および**モントリオール議定書**

（1）オゾン層保護のためのウィーン条約：オゾン層保護のための国際的な枠組を定めた条約である（1988 年に発効）。締約国数は 197 カ国および EU である（2015

IPCC: Intergovernmental Panel on Climate Change（気候変動に関する政府間パネル）

COP: Conference of Parties（締約国会議）

UNEP: United Nations Environment Programme（国連環境計画）

WMO: World Meteorological Organization（世界気象機関）

コラム⑮ ウィーン条約のおもな内容
・オゾン層の変化により生ずる悪影響から人の健康および環境を保護するために適当な措置をとること
・研究および組織的観測などに協力すること
・法律，科学，技術などに関する情報を交換すること

年）（⇨コラム15）．

（2）オゾン層を破壊する物質に関するモントリオール議定書：ウィーン条約に基づきオゾン層破壊物質の削減スケジュールなどの具体的な規制措置などを定めた議定書であり，1989年に発効した（⇨コラム16）．締約国数は198カ国およびEU（2018年）である．

ウィーン条約，モントリオール議定書を受け，専門家会議が設けられ，定期的に，報告書がWMO，UNEPから公表されている．

（3）日本におけるオゾン層保護対策：“特定物質の規制等によるオゾン層の保護に関する法律”（オゾン層保護法：1988年）を制定し，対策をとっている（⇨コラム17）．

オゾン層などの監視結果に関する年次報告書（オゾン層の状況，特定物質などの大気中濃度，太陽紫外線の状況）が環境省から公開されている．

③ 環境基本法（⇨コラム18）：1992年にブラジルで開催された地球環境サミットを受け，1993年に制定された“環境基本法”には，公害対策基本法にはなかった地球環境問題への対応の項目が新たに加わった．この背景には，20世紀後半における地球規模での人口爆発と人間活動の活発化に伴い地球規模で資源が枯渇する一方で，膨大な環境負荷が地球規模で発生し人類の存続が危ぶまれる事態になったことがある．そのため，“環境基本法”では，人の活動が地球温暖化，オゾン層破壊，海洋汚染および野生生物の種の減少，熱帯林の減少など，地球環境に深刻な影響を与えることになるという認識のもとに国際協調による地球環境保全の積極推進を掲げた．

環境基本法において，“環境負荷”，“国際協調”と合わせて特筆すべきことは，世代を超えて地球環境保全対策に取組む方向性を打ち出したことである．すなわち，“将来の世代の人間が健全で恵み豊かな環境の恵沢を享受するとともに人類の存続の基盤である環境が将来にわたって維持されるように適切に行われなければならない（同法第三条）”とし，現在に生きる私たちの地球環境問題における社会的責任が明記された．

④ 地球環境保全に向けての取組み：地球の資源には循環するものとしないものとがある．たとえば，紙

はバージンパルプからつくられるが，その大元は森林である．木を伐り倒しても植林し適正に管理すれば，数十年もたてば再びパルプの原料として伐り出すことができるように，森林は循環資源である．しかし，紙の大量消費が加速すれば森林資源は枯渇し，やがて森林の再生が不可能になり砂漠化が進行する．地球環境問題である熱帯林の減少や生物多様性（⇨コラム 19）の減少および砂漠化の本質は，森林の循環再生時間を超えた森林資源の消費スピードにあると考えられる．

一方，石油，石炭および天然ガスなどの化石資源は循環しない．これらは，何千万年以上もかけて地球が形成したものであり，いずれ枯渇する運命にある．たとえば，石油は今世紀末までに使い切ってしまうと想定されている．

環境浄化（§5・1・1b 参照）で述べたように，炭素は大気中を一定の時間をかけて循環している．しかし，大量に化石資源を燃焼し，炭素循環のスピードを超えて大気中に環境負荷である二酸化炭素を放出するとそのバランスが崩れ地球の温暖化が進行する．

海洋汚染も同様である．海の浄化時間を超えて環境負荷をかけると海洋汚染が進行する．特にプラスチックなどの石油化合物の場合，浄化には非常に長い年月を要する．**マイクロプラスチック**（⇨コラム 20）**環境ホルモン**（⇨コラム 21）の海洋汚染による海の生態系への影響，ひいては人への健康影響が危惧されている．

地球環境保全対策の基本は，産業，業務，家庭および運輸部門において環境負荷の発生抑制（reduce），資源の再使用（reuse），そして廃棄物の再利用（recycle）を徹底していくことである．reduce の対策として，1998 年に地球温暖化を防止するために制定された"地球温暖化対策の推進に関する法律"に基づく温室効果ガスの発生抑制の取組みがあげられる．この一環で，日本も含め，EU，中国，米国などの世界各国が 2050 年までにカーボンニュートラル（温室効果ガスの実質排出ゼロ）の達成に向けた取組みを行っている．

オゾン層の保護に関しても **reduce** の取組みが行われている．1988 年にはオゾン層の保護に関する法律が整備され，フロンガスなどの発生抑制が国際協調を図りながら取組みが強化された結果，改善が認められるように

コラム 20 マイクロプラスチック

5 mm 以下の微細なプラスチック片のこと．おもに使用済ペットボトルやポリ袋，発砲スチロール容器などのプラスチック廃棄物が，紫外線や波などの影響で細かく粉砕されて発生する．マイクロプラスチックには外因性内分泌かく乱物質を含むものがあるほか，それ自体が PCB などの有害物質を吸収しやすい特徴をもっている．マイクロプラスチックは容易に海洋生物に取込まれるため，生物濃縮による海鳥も含めた海洋生態系への影響や人への健康影響が懸念されている．

コラム 21 環境ホルモン

"外因性内分泌かく乱物質"のこと．ヒトや野生生物の内分泌作用をかく乱し，生殖機能阻害，悪性腫瘍などをひき起こすおそれがあるとされている．1996 年にシーア・コルボーン博士らが著した"奪われし未来"において環境ホルモン問題が提起されたことが契機となり，社会問題化した．環境省は，界面活性剤の原料であるノニルフェノール，プラスチックの樹脂原料であるビスフェノール A，DDT などの有機塩素系農薬，ダイオキシン類，PCB，トリブチルスズなど 65 の化学物質を環境ホルモンの疑いがあるとしてリストアップしている．これらの化学物質は，分解困難であるため環境中に長期間にわたって残留する．また，脂溶性であるため水圏で生物濃縮を受けやすい．科学的に解明されていない点が数多くあるが，生物生存に関わり世代を超えて深刻な影響をもたらすおそれがあることから，環境ホルモン対策は，環境保全の重要な課題になっている．

なった（図 5・8 参照）.

　reuse は，資源の循環再生の時間に合わせ資源を有効利用することである．そのためには，リターナブル性や耐久性を重視した取組みが求められる．なお，recycle は資源の有効利用にはなるが，それだけでは必ずしも資源の循環再生にはつながらないことに留意する必要がある．たとえば，紙の大量消費，大量廃棄をそのままにして紙の recycle を推進しても森林資源の減少を食い止めることが困難である．

　⑤　将来の世代の健康で環境負荷の少ない持続可能な社会を目指して：2015 年，国連総会において持続可能な開発目標（SDGs: Sustainable Development Goals）（§1・3・4 参照）が採択された．SDGs では，きれいな水が使えることや，海や陸の生態系が保全されて初めて，誰もが教育を受けられ，健康で安全・安心に暮らせる社会・経済の発展が実現できるという認識のもと，途上国，先進国に共通する 17 の目標とそれを具体化した 169 のターゲットが設定された．達成期限を 2030 年とした．SDGs を実現していくために，国民，企業および行政などあらゆる関係者が地球的視点で考え，地域から SGDs を実現していくことが求められている.

5・1・2　生 活 環 境

　a. 上 水 道　　上水道とは，飲用可能な水の公共的な供給設備の総称である．地表水（自然の川や湖沼，ダム湖），伏流水（比較的浅い地下を流れる水），地下水（井戸水のように地下深くから汲み上げる水）などの水源から取水した水を，浄化場で，沪過や塩素処理などの処理をし，圧がかけられて供給される．日本の水道普及率は，高度経済成長期（1955 年頃から 1973 年頃まで）に急激に上昇し，現在は，98.0 ％ に達している．水道普及率は，水系伝染病の発生率や，乳児死亡率などの衛生関連指標の推移に影響を与えている．水道事業は原則として市町村が管理している．市町村以外でも，給水対象地域の自治体の同意を得たうえ厚生労働大臣の認可を受ければ水道事業を経営できる．水道水の水質管理〔水道水質基準（⇨コラム**22**），水質管理目標設定項目（⇨コラム**23**）の設定など〕やビルやマンションの貯水槽の水質管理（管理責任は水道事業者ではない）が，水道

コラム22　水質基準

　水道水は，水道法第 4 条で，"水質基準に関する省令" で規定する水質基準に適合する必要があることを規定している．省令では，一般細菌，大腸菌，カドミウム，塩素，非界面活性剤など 51 項目（2015 年）の基準を定めている.

コラム23　水質管理目標設定項目

　水質水の安全性の確保などに万全を期すために，水道事業者が，水質基準に準じて，体系的・組織的な監視により検出状況を把握し，水質管理上留意すべき項目として，27 項目と目標値が示されている.

法によって規定されている．水道事業者が保有する水道
管の経年化に伴う更新，人口減少に伴う給水量の減少に
よる水道事業の継続的，安定的な運営などが課題として
あげられている．

b. 下 水 道　　日常生活で発生する汚水と雨水を
合わせて下水とよび，下水を地下水路などで集めた後
に，浄化などの水処理を行い公共用水域へ排出するた
めの施設・設備の集合体を下水道という．2020 年度末
における全国の下水道普及率は 80.1 %（下水道利用人
口／総人口）である．下水道の普及率は都道府県によ
り異なり，最大は東京都の 99.6 % で，最少は徳島県の
18.6 % となっている（2020 年），（図 5・12）．

c. ご み・廃 棄 物　　廃棄物の処理に関しては，
1900 年の "汚物掃除法" に始まり，1954 年の "清掃
法" を経て，現在は，1970 年に制定された，"廃棄物
の処理及び清掃に関する法律（廃棄物処理法）" で規定
されている．衛生的で，快適な生活環境の保持による公
衆衛生の向上，公害問題と生活環境の保全，リサイクル
に代表される循環型社会の構築など時代・社会のニーズ
に取組みながら現在に至っている．

廃棄物（ごみ）は，**一般廃棄物**と**産業廃棄物**に大別さ
れ，排出後の処理方法や責任主体が異なっている（⇨
コラム**24**）．一般廃棄物の処理は，① 分別（排出時に
廃棄物を分類する），② 一時保管（定められた場所で
保管する），③ 収集運搬（廃棄物を収集し運搬する），
④ 中間処理（廃棄物を再生処理あるいは最終処分量の
ための減容化・減量化する），⑤ 最終処分（廃棄物を埋
立処分する）の過程を経て行われる．

一般廃棄物の処理の責任は，市町村にあり，区域内で
の処理・処分を原則としている．産業廃棄物は，廃棄物
事業者に処理責任があり，都道府県を越えた広域移動も
認められている．

最終処分場でリサイクル・リユース（再使用）される
場合を除き，原則，埋め立てて最終的に処分される（⇨
コラム**25**）．最終処分場は，廃棄物の種類ごとに構造な
どが定められている．最終処分場は，2020 年時点で，
市町村・事務組合が設置しているものが 1620 施設，
民間事業者が設置しているものが 155 施設ある．全国
1741 市町村の中で，285（16.4 %）の市町村は最終
処分場を有していない．ごみ処理業者は行政（市町村）

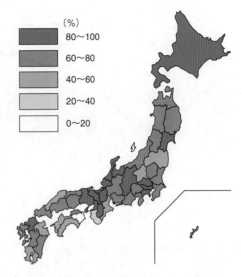

(%)
▨	80〜100
▨	60〜80
▨	40〜60
▨	20〜40
□	0〜20

・2019 年度末調査は，福島県において，東日本大震
災の影響により調査不能な町村（大熊町，双葉町，
葛尾村）を除いた値を公表している．
・福島県については，上記市町村以外でも東日本大
震災に伴う避難の影響により人口が流動している
ことに留意する必要がある．

**図 5・12　都道府県別下水道普及率（2019
年度末）** 出典: 国土交通省 "都道府県別
下水道処理人口普及率"（2019 年度末）

コラム24 ごみと廃棄物
　"ごみ" は，人々の生活の中で発生する
一般生活的な廃棄物，"廃棄物" は，事業
や産業活動を通して発生する廃棄物を指す
場合がある．

コラム25 3R の推進
　SDGs（持続可能な開発目標）が進めら
れるなか，ごみに関する 3R（"reduce"，
"reuse"，"recycle"）が推進されている．
日本では "食品リサイクル法"（2002 年
施行）により，食品のリデュースやリサイ
クルが進められている．この法律では家庭
からの生ごみは対象になっていないが，発
生源（各家庭）での対応が重要である．

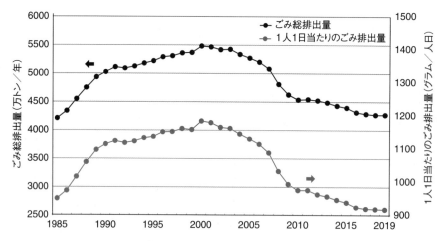

図5・13　廃棄物（ごみ）総排出量と1人1日当たりのごみ排出量の推移
・2005年度実績の取りまとめよりごみ総排出量は，廃棄物処理法に基づく"廃棄物の減量その他その適正な処理に関する施策の総合的かつ計画的な推進を図るための基本的な方針"における，"一般廃棄物の排出量（計画収集量＋直接搬入量＋資源ごみの集団回収量）"と同様.
・1人1日当たりのごみ排出量はごみ総排出量を総人口×365日または366日でそれぞれ除した値である．なお，2012年度以降の総人口には，外国人人口を含んでいる.
出典：環境省，"日本の廃棄物処理"（2019年度版）

一般廃棄物

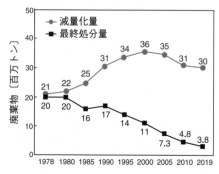

産業廃棄物

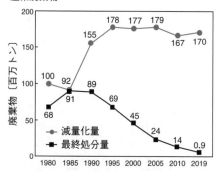

図5・14　最終処分量と減量化量　出典：
上図：環境省，"日本の廃棄物処理"（2019年度版）
下図：環境省，"産業廃棄物排出・処理状況調査報告書"（2019年度速報値）

の管理下に置かれている.

　廃棄物の総排出量は4272万トン（2020年時点．東京ドーム約115杯分），1人1日当たりの排出量は918グラムとなっており，2000年ごろから廃棄物の分別回収やリサイクルの進展など循環型社会の形成の促進，ライフスタイルや産業構造の変化などにより，一般廃棄物，産業廃棄物ともに減少傾向にある（図5・13）．廃棄物に関する循環基本計画の中で，最終処分量の目標値を定め，計画的かつ効果的に焼却やリサイクルを行い，最終処分量減少を推進してきた結果，最終処分量は大幅に減少している（図5・14）.

5・2　感染症対策
5・2・1　感染症
a. 感染と感染症　水，大気，土壌，動物，ヒトなどに存在する環境中の病原性の微生物がヒトの体内に侵入することでひき起こされる疾患を感染症という．病原性の微生物としては，**ウイルス，細菌，真菌，寄生虫**などがある.

　体内に侵入した病原体が，定着し，増殖することを感染といい，症状が現れる場合を顕性感染，明確な症状が現れない場合を不顕性感染（あるいは無症状感染）とい

う．不顕性感染は，感染者が自覚のないままに病原体を
排出して感染を拡大する可能性がある．

　　b.　**感染源と感染経路**　　病原体のヒトへの侵入経
路は，**経口感染，接触感染，空気感染，飛沫感染，性感
染，母子感染**などがある．経口感染は，病原体に汚染さ
れた食品を摂取して生じるだけでなく，病原体を含む嘔
吐物や汚物などを介して口から体内に侵入する．飛沫感
染は，咳や会話などにより排出された病原体を含む飛沫
を吸入することで生じる．きわめて微小な粒子である飛
沫核が空気中に浮遊して広範囲に広がり，これを吸入す
ることにより飛沫核感染（空気感染）が生じる．性行為
による感染は，血液，体液，粘膜を通して感染する．母
親から，胎児や新生児に，胎盤や母乳を通して病原体が
直接に伝播することを母子感染という．

　　また，媒介体（ベクター）が介在する場合もある．媒
介体としては蚊やダニ，シラミなどだけでなく，イヌや
ネコなどのペットもある．また，医原性感染の可能性も
視野に入れる必要がある．採血や穿刺などの医療行為だ
けでなく，器具や手指の不十分な消毒や滅菌が病院内感
染の原因になる．

　　c.　**感染と発症**　　感染から発症までの期間を潜伏
期という．潜伏期の長さは病原体により異なる．曝露を
受けたことがない病原体に初めて感染することを初感染
といい，再度同じ病原体による感染を再感染という．同
じ病原体でも遺伝子型などが異なる病原体による再感染
もある．

　　急性感染症は潜伏期が短く，発病後は1週間前後で
軽快し治癒する．一方，病原体が体内に長期間とどまる
状態を慢性感染という．慢性感染は，病原体が体内にと
どまり続ける持続感染（B型肝炎やC型肝炎のキャリ
アなど），体内に潜んでいた病原体が何かの誘因により
増殖し症状が現れる潜伏感染（水痘・帯状疱疹ウイルス
など），初感染の回復後，長い期間の後に発病する遅発
性感染（亜急性硬化性全脳炎: SSPE など）に分けられ
る．

　　d.　**感染症の診断と治療**　　感染症が疑われる場合
には，地域での流行状況，家庭内や集団生活の場での患
者との接触歴，潜伏期間，ワクチンのある疾患では予防
接種歴などを参考にして診断する．

　　感染症診断の基本は，病巣からの病原体の分離であ

SSPE: subacute sclerosing panencephalitis（亜急性硬化性全脳炎）

る．細菌やウイルスの分離培養，抗原検査などの迅速診断法，PCR（polymerase chain reaction）検査などの遺伝子検出法などがある．血清を使う抗体検査も診断の根拠となる．免疫グロブリンの IgM や IgG などを検出する方法，あるいは中和反応により中和抗体を検査する方法などがある．

感染症の治療としては，発熱，下痢，咳などの症状に応じた対症療法，全身状態を改善するための水分・栄養補給，心理的ケアなどが必要となる．原因となる病原体により，抗菌薬，抗ウイルス薬，抗寄生虫薬，免疫療法などを選択する．

e. 感染症の予防　ヒトは無菌的な環境にいるのではなく，常に微生物に曝されている．日常生活においては，手洗いと必要に応じてマスクを使用する．また，血液，体液，喀痰，尿，便などは感染のリスクがあるという前提で対応する必要がある．医療機関においては，すべての患者とその家族，医療従事者，民間業者など幅広い関係者が標準予防策（スタンダードプリコーション，standard precaution）の遵守を徹底する必要がある．

5・2・2　感染症の発生動向

a. 世界の感染症情報　WHO から感染症に関する情報が毎日のように出されている．すべての情報は，英語，フランス語，スペイン語，ロシア語，中国語，アラビア語の 6 カ国語で発出されている．日本語による情報発出はないが，多くの機関が WHO の許諾を得て報告書やガイドラインの日本語訳を実施している．日本WHO 協会のウェブサイト（https://japan-who.or.jp/jp-service/）では，日本語情報のワンストップ・サービスを設け日本語による WHO の報告書やガイドラインに関する情報を集約し提供している．

米国の疾病予防管理センター（Centers for Disease Control and Prevention: CDC）が毎週発行している "Morbidity and Mortality Weekly Report: MMWR" は世界で最も信頼性の高い感染症情報のひとつである．

b. 日本の感染症に関する情報　国立感染症研究所が，感染症法に基づき収集した患者の発生状況を，週 1 回，"感染症発生動向調査週報: IDWR" として報告している．また，インフルエンザ流行レベルマップ，性感

コラム㉖　感染症法の目的と基本理念

感染症予防，蔓延防止のために必要な事項が盛込まれている．

第 1 条（目的）
感染症の予防及び感染症の患者に対する医療に関し必要な措置を定めることにより，感染症の発生を予防し，及びそのまん延の防止を図り，もって公衆衛生の向上及び増進を図ることを目的とする．

第 2 条（基本理念）
感染症の発生の予防及びそのまん延の防止を目的として国及び地方公共団体が講ずる施策は，これらを目的とする施策に関する国際的動向を踏まえつつ，保健医療を取り巻く環境の変化，国際交流の進展等に即応し，新感染症その他の感染症に迅速かつ適確に対応することができるよう，感染症の患者等が置かれている状況を深く認識し，これらの者の人権を尊重しつつ，総合的かつ計画的に推進されることを基本理念とする．

染症の発生状況, 病原微生物検出情報なども報告している. 結核に関する発生動向は, 結核研究所により報告されている.

5・2・3 感染症法, 検疫法

a. 感染症関連法の歴史　戦前の日本では, “伝染病予防法”（1897 年制定）, “結核予防法”（1919 年制定）, “癩予防法”（1931 年制定）に基づき感染症対策が行われていた. 1953 年に “癩予防法” に代わる “らい予防法” が公布・施行されたが, 旧法の強制隔離や強制入所, 就業禁止などの人権を侵害する規定は残されたままであったが, 国家賠償訴訟などを経て, 1996 年に廃止された.

　1980 年代から薬害エイズ訴訟, 1996 年には腸管出血性大腸菌（O157）の集団感染が派生し, 従来の伝染病予防法では新興・再興感染症に対応できないことが明らかとなった. そこで, “伝染病予防法” と戦後に制定された “性病予防法” および “エイズ予防法” を統合して, 1999 年に “感染症の予防及び感染症の患者に対する医療に関する法律（感染症法）” が施行された. また, 2007 年には “結核予防法” を統合した改正が行われ, 人権尊重の観点から, 感染症に伴う情報公開, 就業制限などの措置を最小限度にとどめることが明示された.

b. 感染症法　感染症法が施行されてから現在に至るまでには, 2002 年の重症急性呼吸器症候群（SARS）, 2009 年の鳥インフルエンザ, 2014 年のエボラ出血熱など, 新興感染症の危機的状況があった. 2019 年には新型コロナウイルス感染症（COVID-19）のパンデミックが世界を席巻した. 感染症法は, これらの新興・再興感染症に迅速に対応できることを想定して制定された（第 1 条と第 2 条 ⇨ コラム **26**）. 感染症の発生予防, 感染症の蔓延防止, 公衆衛生の向上・増進の 3 つの目的, 国及び地方公共団体が施策の主体であること, 国際的動向や国際交流に即応すること, 感染症患者の人権を尊重することが基本理念として述べられている. 感染症法で規定されている措置の実施主体は都道府県知事または保健所設置市長とされている.

c. 感染症の分類　感染症を 8 つの類型に分類し, 各類型の疾病名をあげる（表 5・1）.（⇨ コラム **27**, コラム **28**）

SARS: severe acute respiratory syndrome（重症急性呼吸器症候群）

COVID-19: Coronavirus Disease 2019（新型コロナウイルス感染症）

コラム27　コレラ（cholera）

　コレラ菌を病原体とする経口感染症である. 適切な治療を受けなければ, 激しい下痢と嘔吐による脱水により, 数時間のうちに死亡する場合もある.

　19 世紀にインドのガンジス川流域から世界中に流行が広がったといわれている. 日本では, 1870 年代に年間の死亡者が 10 万人を超す大流行を起こした. それを契機に, 1880 年に伝染病予防規則が布告され, コレラ, 腸チフス, 赤痢, ジフテリア, 発疹チフス, 天然痘の 6 つの疾患が法定伝染病と定められた. コレラはその後も数年おきに流行を繰返した. なお, 伝染病予防規則は 1897 年に制定された “伝染病予防法” に発展していった.

　コレラは現在もアフリカや南アジアを中心に感染リスクはあるが, 以前に比べ病原性は明らかに弱くなっている.

コラム28　黄熱（yellow fever）

　ネッタイシマカなどの蚊によって媒介される黄熱ウイルスを病原体とする感染症である. アフリカ, 中南米の赤道をはさむ熱帯地域の多くの国では, 入国の際に国際予防接種証明書（イエローカード）が要求される. 黄熱ワクチンは接種後 10 日で効力が生じ, 生涯有効である（2016 年までは 10 年間有効だった）. 日本では, 検疫所, 日本検疫衛生協会など指定の医療機関で接種ができる.

　野口英世は中南米とアフリカで黄熱の研究を手がけたが, ガーナで黄熱に罹患して死亡した.

"指定感染症" は，すでに知られている感染症が，何らかのきっかけで病原性が増強し，感染症法に指定する必要が生じたもので，"新感染症" は，まったく新しい感染症が発生し，感染症法に指定する必要が生じたものである.

d. 感染症に対する措置　感染症法では，入院，就業制限，消毒，媒介動物の駆除や輸入規制などの細かい措置が定められている. 患者の報告義務についても，

表5・1　感染症法が対象とする疾病（2020年3月改正）

類　型	疾病数	対象疾病
一類感染症	7	エボラ出血熱，南米出血熱，ラッサ熱，クリミア・コンゴ出血熱，ペスト，痘そう，マールブルグ病
二類感染症	7	急性灰白髄炎，結核，ジフテリア，重症呼吸器症候群（SARS），中東呼吸器症候群（MERS），鳥インフルエンザ（H5N1），鳥インフルエンザ（H7N9）
三類感染症	5	コレラ，細菌性赤痢，腸管出血性大腸菌感染症，腸チフス，パラチフス
四類感染症	44	E型肝炎，ウエストナイル熱（ウエストナイル脳炎含む），A型肝炎，エキノコックス症，黄熱，オウム病，オムスク出血熱，回帰熱，キャサヌル森林病，Q熱，狂犬病，コクシジオイデス症，サル痘，ジカウイルス感染症，重症熱性血小板減少症候群，腎症候性出血熱，西部ウマ脳炎，ダニ媒介脳炎，炭疽，チクングニア熱，つつが虫病，デング熱，東部ウマ脳炎，鳥インフルエンザ（二類の鳥インフルエンザを除く），ニパウイルス感染症，日本紅斑熱，日本脳炎，ハンタウイルス肺症候群，Bウイルス病，鼻疽，ブルセラ症，ベネズエラウマ脳炎，ヘンドラウイルス感染症，発疹チフス，ボツリヌス症，マラリア，野兎病，ライム病，リッサウイルス感染症，リフトバレー熱，類鼻疽，レジオネラ症，レプトスピラ症，ロッキー山紅斑熱
五類感染症	49	アメーバ赤痢，RSウイルス感染症，咽頭結膜熱，インフルエンザ，ウイルス性肝炎（E型肝炎およびA型肝炎を除く），A群溶血性レンサ球菌咽頭炎，カルバペネム耐性腸内細菌科細菌感染症，感染性胃腸炎，感染性胃腸炎（ロタウイルスに限る），急性出血性結膜炎，急性弛緩性麻痺（急性灰白髄炎を除く），急性脳炎，クラミジア肺炎（オウム病を除く），クリプトスポリジウム症，クロイツフェルト・ヤコブ病，劇症型溶血性レンサ球菌感染症，後天性免疫不全症候群，細菌性髄膜炎，ジアルジア症，侵襲性インフルエンザ菌感染症，侵襲性髄膜炎菌感染症，侵襲性肺炎球菌感染症，水痘，水痘（入院例に限る），性器クラミジア感染症，性器ヘルペスウイルス感染症，尖圭コンジローマ，先天性風疹症候群，手足口病，伝染性紅斑，突発性発疹，梅毒，播種性クリプトコックス症，破傷風，バンコマイシン耐性黄色ブドウ球菌感染症，バンコマイシン耐性腸球菌感染症，百日咳，風疹，ペニシリン耐性肺炎球菌感染症，ヘルパンギーナ，マイコプラズマ肺炎，麻疹，無菌性髄膜炎，メチシリン耐性黄色ブドウ球菌感染症，薬剤耐性アシネトバクター感染症，薬剤耐性緑膿菌感染症，流行性角結膜炎，流行性耳下腺炎，淋菌感染症
新型インフルエンザ等感染症	4	新型インフルエンザ，新型コロナウイルス感染症†，再興型インフルエンザ，再興型コロナウイルス感染症
指定感染症	0	
新感染症	0	

†　新型コロナウイルス感染症は流行時期により類型や対応が変わるので，最新情報の入手が必須である.

細かな定めがある．一類感染症から四類感染症までは全例報告が義務づけられている．五類感染症については，疾病により報告頻度が異なる．全数届け出（アメーバ赤痢，風疹，麻疹など），小児科定点届け出（手足口病，伝染性紅斑，突発性発疹など），眼科定点届け出（急性出血性結膜炎，流行性角結膜炎），性感染症定点届け出（性器クラジミア感染症，淋菌感染症など）など，さまざまなかたちで報告される．

表5・1 つづき

特　徴	対　応
感染力，罹患した場合の重篤性等に基づく総合的な観点から見た危険性がきわめて高い感染症	全数報告，入院（患者，疑似症，無症状者）
感染力，罹患した場合の重篤性等に基づく総合的な観点から見た危険性が高い感染症	全数報告，入院（患者，一部の疑似症）
感染力や罹患した場合の重篤性などに基づく総合的な観点から見た危険性は高くないものの，特定の職業に就業することにより感染症の集団発生を起こしうる感染症	全数報告，就業制限（患者，無症状者）
人から人への伝染はほとんどないが，動物，飲食物などの物件を介して人に感染し，国民の健康に影響を与えるおそれのある感染症	全数報告，消毒，媒介動物の輸入規制など
国が感染症発生動向調査を行い，その結果に基づき必要な情報を国民や医療関係者などに提供・公開していくことによって，発生・拡大を防止すべき感染症	感染症発生状況の収集と結果の公開（全数把握のものと定点観測のものがある）
人から人に伝染すると認められるが一般に国民が免疫を獲得しておらず，全国的かつ急速な蔓延により国民の生命および健康に重大な影響を与えるおそれがある感染症	全数報告
既知の感染症の中で，一から三類および新型インフルエンザ等感染症に分類されないが同等の措置が必要となった感染症（延長含め最長2年）	
人から人に伝染すると認められ，既知の感染症と症状などが明らかに異なり，その伝染力及び罹患した場合の重篤度から危険性がきわめて高い感染症	

表5・2　検疫法に定める検疫感染症（2021年3月）

検疫法	法的な根拠	感染症法での分類	感染症疾患名	停留期間[†]
検疫法 第2条 第1号	感染症法に規定する 一類感染症	一類感染症	エボラ出血熱	504 時間
			ラッサ熱	504 時間
			痘そう（天然痘）	408 時間
			南米出血熱	384 時間
			マールブルグ病	240 時間
			クリミア・コンゴ出血熱	216 時間
			ペスト	なし
検疫法 第2条 第2号	感染症法に規定する 新型インフルエンザ等感染症	新型インフルエンザ等感染症	新型コロナウイルス感染症	336 時間
			再興型コロナウイルス感染症	336 時間
			新型インフルエンザ	240 時間
			再興型インフルエンザ	240 時間
検疫法 第2条 第3号	国内に常在しない感染症のうちその病原体が国内に侵入することを防止するためその病原体の有無に関する検査が必要なものとして政令で定めるもの	二類感染症	中東呼吸器症候群（MERS）	なし
			鳥インフルエンザ（H5N1）	なし
			鳥インフルエンザ（H7N9）	なし
		四類感染症	ジカウイルス感染症	なし
			チクングニア熱	なし
			デング熱	なし
			マラリア	なし

† 　検疫法施行令（2021年2月13日改正）の第1条の3において定められている停留の期間を指す.
　なお，"なし"というのは，特に施行令において言及されていないことを示す.

コラム㉙　検疫（quarantine）の語源

14世紀の腺ペストの流行は，クリミア半島とトルコから始まり中東とヨーロッパ中に猛威を振るった. 坂井建雄の"医学の歴史"によれば，最初の検疫は1377年アドリア海東岸のドゥブロヴニクで行われ，当初はペスト流行地から来た人たちに30日間の隔離を強制した. その後，ベネチアでは伝染病の発生と蔓延を防ぐ方策を検討した. 隔離期間は40日に延長され，40日間を意味するイタリア語 quarantena から検疫の語が生まれた. 1383年にはマルセイユに入港した船舶を検査し船客と船荷を抑留する最初の検疫所が設けられた.

e. 検 疫 法　　14世紀のペストの流行時のイタリアなどで，疑わしい船，物品，人を隔離する制度が始まった.（⇨コラム㉙）

1951年に公布された検疫法の目的は，"国内に常在しない感染症の病原体が船舶又は航空機を介して国内に侵入することを防止する"ことであった.

"検疫感染症"は，① 一類感染症，② 新型インフルエンザ等感染症，③ "病原体の有無に関する検査が必要なものとして政令で定めるもの"の3つに分類（表5・2）され，検疫法施行令で定めた感染症としてはマラリア，デング熱などがある.

f. 検疫所の役割　　日本には，約30箇所の空港，80箇所の海港に検疫所がある. 検疫所では，すべての入国者を対象とし，何らかの症状がある場合に申告することを勧告し，有症者に対する診察，検査などを実施している.

　検疫所長は，検疫感染症の患者を隔離し，感染症に対応する医療機関に入院させることができる．また，感染したおそれのあるものを停留し，期間を定めて感染症に対応した医療機関に入院させることができる．貨物の検疫として，貨物の病原体検査を行い，必要に応じて貨物の消毒や廃棄を実施している．

　なお，特定の家畜の輸出入については，家畜伝染病予防法上の農林水産大臣の許可や届け出などが必要になる．

　g. 実地疫学専門家の養成　　感染症予防に関する実地疫学専門家の養成が急務となり，2009 年に国立感染症研究所での 2 年間の実務研修コースが設置された．感染症危機管理事例を迅速に探知して適切な対応を実施するための専門家の養成と全国規模でのネットワークの構築を目指している．毎年数名の専門家が養成され，COVID-19 の流行時には全国各地で活躍した．

5・2・4　予防接種

　a. 予防接種法の歴史　　1796 年にイギリスの医師エドワード・ジェンナーが初めて牛痘苗による種痘を実施したのが，予防接種の最初である．日本では，幕末には長崎の出島を通じて牛痘苗を入手し，佐賀藩で種痘が実施され，1858 年には江戸でも"お玉が池種痘所"が設置された．1909 年には種痘法が制定された．

　1948 年に"予防接種法"が制定され，GHQ の強力な指導のもと 12 の疾病を予防接種の対象とした．その後，予防接種被害集団訴訟や高齢者に対する予防接種の必要性などの社会的要請もあり，予防接種法は改正を繰返してきた．

　b. 予防接種法　　予防接種法の目的が第 1 条に規定されている（⇨ コラム **30**）．予防接種の健康被害に対する迅速な救済も目的にあげられている．

　予防接種法では，定期予防接種は A 類（社会防衛の考え方に基づき，勧奨を行うもの）と B 類（個人予防の考え方に基づき，勧奨をしないもの）に分類される．臨時接種は蔓延防止上緊急の必要があると認めるときに，都道府県または市町村が行う．

　c. ワクチン　　能動免疫を付与するために投与される生物学的製剤をいう．弱毒化した病原体からなる生ワクチン，死滅化した病原体からなる不活化ワクチン，

コラム30　予防接種法の目的

　第 1 条 "伝染のおそれがある疾病の発生及びまん延を予防するために公衆衛生の見地から予防接種の実施その他必要な措置を講ずることにより，国民の健康の保持に寄与するとともに，予防接種による健康被害の迅速な救済を図ること"．

表5・3　予防接種法によるワクチン一覧（定期・臨時・任意）（2021年8月現在）

法的区分	ワクチン名	標準的な初回接種時期	標準的な接種回数
定期（A類）	B型肝炎	2カ月	3回
定期（A類）	ロタウイルス	2カ月	2回・3回
定期（A類）	ヒブ	2カ月	4回
定期（A類）	肺炎球菌（小児）	2カ月	4回
定期（A類）	4種混合（DPT－IPV）	3カ月	4回
定期（A類）	BCG	5カ月	1回
定期（A類）	MR（麻疹・風疹）	12カ月	2回
定期（A類）	水痘	12カ月	2回
定期（A類）	日本脳炎	3歳	4回
定期（A類）	HPV（ヒトパピローマウイルス）	中学1年生	3回
任意	おたふくかぜ	12カ月	2回
任意	インフルエンザ	6カ月以上随時	回数制限なし
任意	髄膜炎菌	2歳以上	1回
任意	A型肝炎	1歳以上	3回
任意	肺炎球菌（成人）	60歳以上	回数制限なし
任意	黄熱	9カ月以降	1回
任意	狂犬病	曝露前あるいは曝露後	3回～6回
任意	破傷風トキソイド	随時	回数制限なし
任意	成人用ジフテリアトキソイド	10歳以上	回数制限なし
任意	帯状疱疹	50歳以上	1回・2回
臨時	新型コロナウイルス感染症	状況に応じて変更	状況に応じて変更

無毒化したタンパク質からなるトキソイドワクチン，遺伝子工学手法でつくられるDNAワクチンやmRNAワクチンなどがある．

　2021年11月現在，日本で実施されているワクチン接種を表5・3に示す．定期予防接種，臨時予防接種以外に，予防接種法で定めていない予防接種を任意予防接種という．また，予防接種法が対象とする予防接種であっても，決められた年齢や期間以外に行われた予防接種は任意接種として取扱われる．

　d. 健康被害の防止　　予防接種の副反応による健康被害が生じた場合，その健康被害が予防接種を受けたことによるものであると厚生労働大臣が認定した場合には，市町村により給付が行われる．医療費，死亡した場合の葬祭料，障害が残った場合の障害年金などがある．

5・2・5　新興・再興感染症

a. 新興・再興感染症の発現　　人類が集団生活を営むようになって以来，感染症と闘ってきた長い歴史がある．細菌やウイルスは人類誕生の以前から存在していた．エジプトやローマ帝国では天然痘（⇨コラム **31**）があり，14世紀には黒死病といわれたペスト（⇨コラム **32**）の大流行があった．コロンブスの大航海時代には，天然痘や麻疹がアメリカ大陸に持ち込まれた．20世紀になってスペインかぜ（⇨コラム **33**）が1918年から19年にかけて世界的大流行を起こし，そのほぼ100年後に**新型コロナウイルス感染症（COVID-19）**によるパンデミックを生じた．

WHOが新興・再興感染症の概念を明確化したのは，後天性免疫不全症候群（acquired immunodeficiency syndrome: AIDS）が世界に広がった1980年代であった．地球温暖化による生態系の変化，治療薬の普及による耐性菌の増加，交通手段の発展による人とものの移動の速さなど，多くの要因が新興再興感染症の台頭に関係しているといわれてきた．しかし，それらの感染症の多くはアフリカやアジアに限局し，20世紀後半以降，いわゆる欧米先進国で大流行を起こすことはなかった．しかし，COVID-19の世界的大流行により，感染症の脅威は容易に国境を越え，先進国や途上国といった経済的背景とは無関係に広がるものであることを改めて認識させられた．

新興感染症（emerging infectious disease）とは，1970年以降に新しく認識された感染症である．ラッサ熱，ヒト免疫不全ウイルス（HIV），エボラウイルス病，ニッパウイルス，重症急性呼吸器症候群（SARS），中東呼吸器症候群（MERS），鳥インフルエンザ，ジカ熱など多くの感染症があげられる．

再興感染症（re-emerging infectious disease）は，古くから知られた感染症で，発生数が減少していたものが，再び発生数が増加してきた感染症の総称である．結核，マラリア，狂犬病，デング熱，黄熱，ジフテリアなどがあげられる．

b. 薬剤耐性　　薬剤耐性（antimicrobial resistance: AMR）は世界各国で大きな課題となっている．メチシリン耐性黄色ブドウ球菌（MRSA）やバンコマイシン耐性腸球菌（VRE）などが，化学療法薬の通常の有効

コラム **31**　天然痘（smallpox）

人類が明確な戦略をもち，根絶できた唯一の感染症である．病原体は天然痘ウイルスで，致死率は20〜50%と非常に高かった．日本においては痘瘡（もがさ）といわれ，奈良時代から何度も全国的な流行を繰返していた．

1958年にWHOが世界天然痘根絶計画を開始したとき，世界の患者数は約2000万人，死亡数は年間400万人であった．WHO天然痘根絶計画の中心的役割を担ったのが蟻田功博士であり，各国に天然痘チームができ，のべ73カ国，20万人が参加した．1977年にソマリアでの患者を最後に新規発生がなく，1980年に天然痘根絶を宣言することができた．

天然痘は不顕性感染（無症状感染者）がほとんどいない，ヒト以外に感染しない，有効性の高いワクチン（種痘）があったことなどのさまざまな幸運が重なり合った，WHOの栄光の時代の偉業であった．

コラム **32**　ペスト（plague）

pestはドイツ語である．ペスト菌による細菌感染症であり，ネズミ，イヌ，ネコなどのノミを介して感染する．感染ルートや臨床像によって腺ペスト，肺ペスト，敗血症型ペストに分けられる．治療が行われなかった場合の致命率は，50%以上といわれている．1894年の香港における発生時，北里柴三郎らがペスト菌を発見した．

アルベール・カミュの "ペスト" は北アフリカのフランス領をモデルにした小説である．ダニエル・デフォーの "ペスト" は1665年のロンドン最後のペストの大流行をもとにしたドキュメンタリー風の小説であり，感染症に対する当時の市民の様子が描かれている．

MRSA: methicillin-resistant *Staphylococcus aureus*（メチシリン耐性黄色ブドウ球菌）

VRE: vancomycin-resistant enterococci（バンコマイシン耐性腸球菌）

濃度に耐えて増殖を維持する能力を獲得した状態である．WHOは2011年の世界保健デーのテーマを"薬剤耐性の脅威 — 今動かなければ明日は手遅れに"として，AMRを世界中で取組むべき問題として取上げた．

　ヒトに対する抗微生物薬の不適切な使用を背景として，薬剤耐性菌が世界的に増加している．また，家畜などの動物に対する抗微生物薬の不適切な使用などにより生じた薬剤耐性菌は，畜産物などを介してヒトに感染する可能性もあり，薬剤耐性微生物の課題は，ヒトだけでなく家畜も視野に入れた国際的な対応が必要となる．

　c. ワンヘルス　　病原体を保有する動物からヒトへ，またヒトから動物へうつる病気を"人獣共通感染症（zoonosis）"という．動物由来感染症とよぶこともある．人類はその誕生のときから，他の哺乳動物，鳥類など，さまざまな生物の恩恵を受け，生存を続けてきた．家畜化された動物と人間の共通感染症の多くは，世界全体の人口が増加し，人々が集団で暮らすようになってから出現したともいわれている．狂犬病，つつが虫病，猫ひっかき病，トキソプラズマ症，エキノコックス症などさまざまである．

　世界で新たに発生する新興感染症の半数以上は動物由来であるといわれていわれ，ヒトの感染症だけでなく，家畜や野生動物の感染症も含めて，専門領域を超えて協働していくワンヘルス（one health）がWHOや国際獣疫事務局（OIE）などにより提唱されてきた．ヒトの健康を守るために，家畜や野生動物やペットの健康管理が重要であると同時に，ヒトの感染症を動物に罹患させないようにすることも重要である．

5・3　食品の安全対策
5・3・1　食・食品の安全にかかわる法律

　食品汚染や食中毒など飲食に関する健康上の危害の発生を防止し，食品の安全を確保するためのおもな法律としては，①"食品衛生法"，②"食品安全基本法"，③"食品表示法"がある．

　a. 食品衛生法（1947年制定）　　食品（医薬品，医薬部外品，再生医療等製品を除いたすべての飲食物）の安全性を確保し，食品汚染や食中毒など飲食に起因する衛生上の危害の発生を防止し，国民の健康の保護を図ることを目的とした法律である．

食品, 添加物, 器具, 容器包装に関する基準を定めるとともに, 食品に関する検査, 食品を取扱う営業施設に関する規制, 食中毒患者の届出などを規定している.

2018 年に次の規制を追加した大規模な改正が行われた.

① 大規模・広域的な食中毒の発生・拡大防止のための国や都道府県などの連携・協力, ② すべての食品等事業者 (食品の製造者, 加工者, 輸入者または販売者) の HACCP (⇨コラム 34) に基づく衛生管理の実施, ③ 特別に注意が必要な成分を含む健康食品による健康被害が発生した場合の行政への届出の義務化, ④ 食品用器具と容器包装のポジティブリスト制度 (使用を認める物質のリストを作成し, これ以外の物品の使用を原則として禁止する) の導入, ⑤ 食品等事業者の営業届出制度の見直し, ⑥ 自主回収 (リコール) する場合の国への報告の義務化, ⑦ 輸入食品の安全性確保のために, 食肉の HACCP に基づく衛生管理の実施や, 乳および水産食品の衛生証明書の添付を輸入要件とすること.

b. 食品安全基本法 (2003 年制定)　　狂牛病 (BSE: 牛海綿状脳症) の発生, 残留農薬, 偽装表示などの食の安全性を脅かす事故などを契機に, 食品の安全性の確保を強化した法律である.

食品の安全性の評価にリスク分析手法を導入し, エビデンスに基づいた食品安全行政を推進していくための食品のリスク評価を行う機関として, 厚生労働省や農林水産省などから独立した食品安全委員会を内閣府に設置した (§5・3・2 参照).

食品安全委員会では, 食品の健康影響へのリスク評価, 消費者や食品関連事業者とのリスクコミュニケーション, 緊急事態への対応なども行っている.

c. 食品表示法 (2013 年制定)　　消費者にとって食品を購入・摂取する際の重要な情報である食品の表示の方法を規定した法律である. 表示基準の整合性が高まり, 消費者にとっても事業者にとってもわかりやすい表示となり, 消費者の安全性の確認や自主的・合理的な食品の選択につながった.

5・3・2 食の安全確保にかかわる組織など

a. コーデックス (Codex) 委員会　　食品の国際的な流通が増大していることから, 消費者の健康を保護す

コラム 34　HACCP

アメリカのアポロ計画の中で宇宙食の安全性を確保するために発案された衛生管理手法で, "Hazard (危害)", "Analysis (分析)", "Critical (重要)", "Control (管理)", "Point (点)" の略称で "危害要因分析重要管理点" と訳されている.

事業者自らが，食中毒菌汚染などの危害要因をあらかじめ把握（Hazard Analysis）したうえで，原材入荷から製品出荷までの全工程の中で，危害要因を除去低減させるために特に重要な工程（Critical Control Point）を管理し，製品の安全性を確保する衛生管理手法.

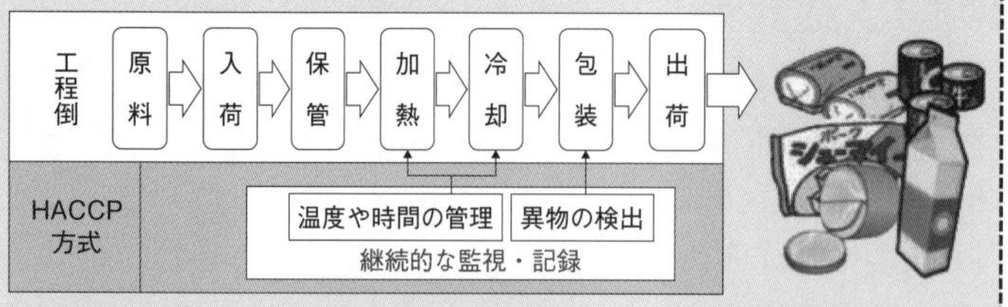

工程倒　原料　入荷　保管　加熱　冷却　包装　出荷

HACCP方式　温度や時間の管理　異物の検出　継続的な監視・記録

Codex の 7 原則
（原則 1 ）危害要因の分析
（原則 2 ）重要管理点の決定
（原則 3 ）管理基準の設定
（原則 4 ）モニタリング方法の設定
（原則 5 ）改善措置の設定
（原則 6 ）検証方法の設定
（原則 7 ）記録と保存方法の設定

図 5・15　HACCP （Hazard Analysis and Critical Control Point）　出典: 厚生労働省ウェブサイト https://www.mhlw.go.jp/wp/hakusyo/kousei/19/dl/2-08.pdf

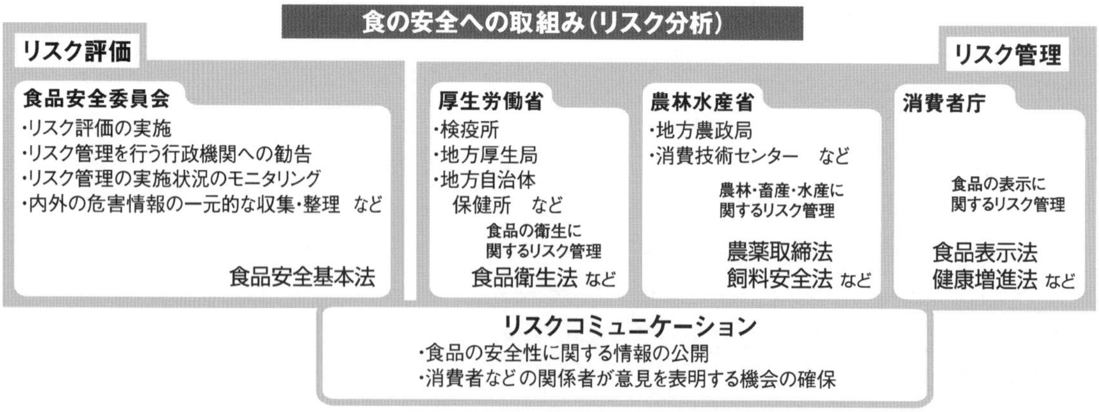

食の安全への取組み（リスク分析）

リスク評価

食品安全委員会
・リスク評価の実施
・リスク管理を行う行政機関への勧告
・リスク管理の実施状況のモニタリング
・内外の危害情報の一元的な収集・整理　など
食品安全基本法

厚生労働省
・検疫所
・地方厚生局
・地方自治体
　保健所　など
食品の衛生に関するリスク管理
食品衛生法 など

農林水産省
・地方農政局
・消費技術センター　など
農林・畜産・水産に関するリスク管理
農薬取締法
飼料安全法 など

リスク管理

消費者庁
食品の表示に関するリスク管理
食品表示法
健康増進法 など

リスクコミュニケーション
・食品の安全性に関する情報の公開
・消費者などの関係者が意見を表明する機会の確保

図 5・16　日本における食の安全の取組み　出典: 厚生労働省ウェブサイト https://www.mhlw.go.jp/content/11130500/000717870.pdf

FAO: Food and Agriculture Organization of the United Nations（国連食糧農業機関）

るために，WHO と FAO（国連食糧農業機関）によって，コーデックス委員会が設置された．188 カ国，1 加盟機関（EU）が参加し，国際的な食品規格（コーデックス規格）を作成し，食品や，食品添加物の規格基準，表示などの統一化が図られている．

b. HACCP に基づく衛生管理　食品等事業者自らが，食中毒菌汚染や異物混入などの危害要因（ハザード）を把握し，原材料の入荷から製品の出荷に至る全工程の中で，危害要因を除去または低減させるために特に重要な工程を管理し，製品の安全性を確保する（図 5・15）．

c. 薬事・食品衛生審議会　薬事・食品衛生審議会は厚生労働省に設置されている審議会である．薬事分科会と食品衛生分科会があり，食品衛生分科会では，食品

衛生法の規定に基づく審議・処理が行われる.

d. 食品安全委員会　食品の摂取により健康上の危害を及ぼす生物・化学・物理的要因の評価を行う内閣府の委員会である. 公衆衛生や微生物の専門家などが食品の健康影響評価(リスク評価)を行うとともに, 消費者や食品関連事業者とのリスクコミュニケーションや緊急事態対応も行っている(図5・16).

5・3・3 食 中 毒

飲食物を介して摂取された病原体やその毒素, 有害な化学物質による健康被害で, 発熱, 嘔吐, 腹痛, 下痢などの症状を呈する. 病因により, ① 病原体による食中毒と ② 病原体以外による食中毒の2つに大別される.

a. 病原体による食中毒　原因として, **細菌, ウイルス, 真菌, 寄生虫**がある. 細菌による食中毒は, 潜伏期間が長い. カンピロバクターによる食中毒は, 調理器具や調理者の衛生管理の不徹底が原因で起こり, 日本の食中毒の中では発症件数が多い. 黄色ブドウ球菌, ボツリヌス菌, セレウス菌など増殖の際に産生する毒素が原因となる食中毒は, 潜伏期間が短く, 加熱しても毒素は残り食中毒をひき起こす.

ウイルスによる食中毒の代表的なものとしては, ノロウイルス, ロタウイルス, アデノウイルスがある. ノロウイルスによる食中毒は, 魚介類の加熱や調理器具の消毒が不十分であることで起こり, 発症数が多い.

真菌による食中毒には, アスペルギルスやペニシリウムなどがある. 食品の保存状態が悪かったことにより発生したカビのカビ毒によって発症する. 穀物, 豆類およびその加工品などが汚染されやすい.

寄生虫による食中毒の代表的なものは, アニサキスやトキソプラズマがある. アニサキスは, 魚介類の内蔵や筋肉に寄生する線虫であり, 生の魚介を摂取する機会の多い日本人に特徴的な食中毒である. 加熱(70 ℃以上)および冷凍(−20 ℃で24 時間以上)で死滅できる.

b. 病原体以外による食中毒　自然毒素(きのこ類やフグなど), 化学物質による食中毒がある. 病原体による食中毒と比べると発症件数は少ないが, 死亡に至るなど重篤な症状を呈することも少なくない.

c. 食中毒の発生状況　食中毒の発生件数は1998 年をピークに減少傾向を示しているが, 年間1万

表5・4　原因食品別の食中毒発生状況[a]

原因食品	発生件数	患者数
魚介類	299	711
魚介類加工品	13	69
肉類およびその加工品	28	682
卵類およびその加工品	2	107
乳類およびその加工品	−	−
穀類およびその加工品	−	−
野菜およびその加工品	43	161
菓子類	2	63
複合調理食品	45	4403
その他	284	8089
不 明	171	328

a)　出典: 食中毒統計調査(2020).

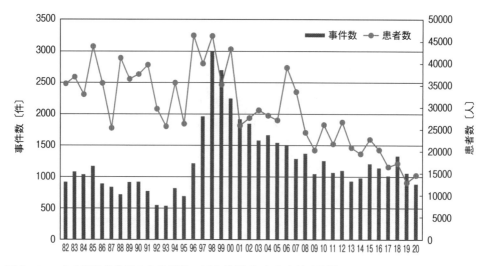

図5・17　食中毒発生件数の年次推移　厚生労働省 食中毒統計資料　https://www.mhlw.go.jp/stf/seisakunitsuite/bunya/kenkou_iryou/shokuhin/syokuchu/04.html をもとに作図.

表5・5　原因施設別食中毒発生状況 [a)]

原因施設	発生件数	患者数
家　庭	166	244
事業場（給食施設，寄宿舎など）	31	984
学　校	12	331
病　院	4	81
旅　館	11	508
飲食店	375	6955
販売店	49	90
製造所	7	631
仕出屋	26	4310
その他	6	37
不　明	200	442

a)　出典: 食中毒統計調査（2020）.

5千人前後の発生がある（図5・17）.

　発生件数，患者数ともに冬季に多く，12月〜3月の4カ月間の発生が特に多い.

　原因物質別では，細菌に起因したものが約6割，ウイルスが約3割となっている. 細菌に起因したものの中では, 病原性大腸菌によるものが65％を占めている. ウイルスに起因した食中毒の大部分はノロウイルスによるものである.

　原因食品は，約4割が魚介類で（表5・4），発生施設としては飲食店が50％以上を占める（表5・5）.

　患者（疑いを含む）が発生した場合は，診療した医師は，直ちに保健所長に届出なければならない（食品衛生法第58条）. 保健所は，速やかに都道府県知事に報告するとともに，患者からの聞き取り調査などを行い原因施設，原因食品，原因物質を特定し，原因食品の回収を行うとともに，施設の衛生指導や，営業禁止などの対策を講じる.

5・3・4　食品添加物

　食品添加物は，"食品の加工，保存の目的で，食品の製造の過程で添加，混和，浸潤その他の方法で使用する物"（食品衛生法第4条）とされており，表5・6に示す4つに分類され，約1500品目ある. 食品添加物は安全性試験（毒性試験，発がん性試験，催奇形性試験など）を通して評価されている. 安全性試験は，実験動物

を用いて行われ，得られた結果からヒトが生涯にわたっ
て毎日摂取しても健康上の悪影響がないと推定される一
日摂取許容量（ADI）を算出し，安全係数（通常 100）
で除したものを一日摂取許容量としている．各種の安全
性試験の結果を基に，コーデックス委員会の諮問機関で
ある FAO/WHO 合同食品添加物専門家会議（JECFA）
において，食品添加物の一日摂取許容量を設定し，食品
添加物の規格基準を定めている．

　食品添加物の品質を確保するために成分規格（純度や
副産物の上限値など）や複数の食品を摂取した場合にも
食品添加物の合計が一日摂取許容量を超えないように食
品添加物の使用基準（使用できる食品の種類，使用量，
使用目的，使用方法など）が定められている．

　厚生労働省では 1 日の食品添加物の摂取量を把握す
るためにマーケットバスケット方式（⇨コラム 35）に
よる調査を実施している．

5・3・5　食品表示基準

　食品表示は，消費者が食品を購入する際に食品の内容
を正しく理解するうえでの重要な情報である．食品等事
業者は，すべての販売食品に食品表示基準（2015 年内
閣府令 第 10 号．以下 "基準" という）に定められた
事項（義務表示）を表示する必要がある．

　表示に関しては，必ず表示すべき事項（義務表示），
表示することを推奨している事項（推奨表示），表示の
判断を事業者に任せている事項（任意表示）がある．ま
た，表示禁止事項も定められている．

ADI: acceptable daily intake（一日摂取許容量）

JECFA: Joint FAO/WHO Expert Committee on Food Additives（FAO/WHO 合同食品添加物専門家会議）

コラム35　マーケットバスケット方式
　食品の採取量調査方法の一つである．スーパーマーケットなどで販売されている食品を購入し，その中に含まれている食品添加物量を分析・計測し，その結果に国民栄養調査に基づく食品の飲食量を乗じて摂取量を求める．マーケットバスケット方式による調査は，調査の規模が大きいほど信頼度の高い推定値が得られる．

表5・6　食品添加物の分類

分類	説明	指定数	代表的な添加物
指定添加物	安全性と有効性が確認されており，厚生労働大臣が指定したもの．天然・合成どちらも含まれる．	449 品目	亜硝酸ナトリウム，キシリトールなど
既存添加物	長年使用されていた実績があるものとして厚生労働大臣が認めたもの．	365 品目	カフェイン，クチナシ色素など
天然香料	動物や植物などから得られたもので，食品に香りを付ける目的で使用されるもの．	612 品目	バニラ香料，カニ香料など
一般飲食物添加物	食品として食べられているものが添加物として使用されるもの．	72 品目	オレンジ果汁，寒天など

表5・7　食品表示法による加工食品に対する表示事項

表示事項	説　明
名　称	その商品の内容を表す一般的な名称
原材料名	最も一般的な名称で，使用した重量の割合の高い順に表示
内容量	グラムやミリリットル，個数などの単位を明記して表示
原産地	1番多い原材料が生鮮食品の場合はその産地を表示（使用割合の多い順に）
賞味・消費期限	未開封の状態で保存方法に表示されている方法で保存した場合の期限 劣化が早いものは消費期限を設定し，期限を過ぎたら食べないほうがよい 劣化が比較的遅いものは賞味期限を設定し，おいしくたべられる期限を設定している
保存方法	その商品の保存の方法
遺伝子組換え	"遺伝子組換え食品"である場合にはその旨を表示
製造者名など	商品の表示に責任をもつ者の氏名または法人名とその住所を表示 業者名の横に"＋"を冠して表示されている記号は製造所固有記号
添加物	添加物は，原材料名とは明確に区分して表示する．添加物は，使用した重量の割合の高い順に表示
アレルゲン	特定原材料（7品目）と特定原材料に準ずる21品目をアレルゲンとして表示
栄養表示	熱量（エネルギー），タンパク質，脂質，炭水化物，ナトリウム（食塩相当量の場合もあり）の順で表示

食品表示法で定められている表示事項は，生鮮食品か加工食品かで異なるが，加工食品における表示事項には，名称，原材料名，内容量，原産地など食品の品質に関する事項，賞味・消費期限，保存方法，遺伝子組換え，製造者名などの衛生事項，添加物やアレルゲン，栄養表示などの事項が含まれる（表5・7）.

5・3・6　輸入食品，遺伝子組換え食品

a. 輸入食品　食品や食品添加物などを海外から日本国内に輸入する際には，輸入者は食品衛生法に基づき，輸入届出を行わなければならない．輸入された食品などは検疫所において，食品衛生監視員が審査・検査を行い，安全だと判定されたものが税関での通関手続きを経て国内に流通する．審査では，食品衛生法に規定されている製造基準に適合しているか，添加物の使用基準は適切か，有毒・有害物質が含まれていないか，過去に食品衛生上の問題があった製造所かなどを確認し，安全性を確保している.

b. 遺伝子組換え食品　組換えDNA技術応用食品・食品添加物といった"遺伝子組換え食品等"の安全性を確保するために，遺伝子組換え食品等を輸入・販売する際には，食品衛生法に基づき，安全性審査を受けな

ければならない．審査は，食品安全委員会と遺伝子組換え食品等専門調査会を通して行われ，問題がないと判断された場合，遺伝子組換え食品の製造・輸入・販売が可能となる．審査では，組込まれた遺伝子の解明の程度，ヒトへの有害性などを確認している．

なお，遺伝子組換え商品または遺伝子組換え食品を原料とする場合や遺伝子組換え食品が含まれていないことを確認していない場合は，その旨表示することが義務づけられている．

5・4　災害対策
5・4・1　災　害

a. 災害の区分　　災害は，自然現象や人為的な原因によって，人命や社会生活に被害が生じ，その対応に甚大な努力を必要とし，ときには外部や国際的な援助を必要とする事態である．事態が甚大で，緊急な場合は，非常事態宣言が発出される．

災害は，発生原因によって ① 自然災害，② 人為的災害，③ 特殊災害に区分される．

① **自然災害**: 気象や地殻の変動など自然の力によってひき起こされる災害で，地震，津波，風水害（台風，豪雨，洪水），雪害，竜巻，火山爆発・火砕流，干ばつなどがある．

② **人為的災害**: 事故，自然破壊，環境汚染など人間の行為が原因となって起こる災害で，列車事故，航空機事故，爆発（爆弾），大火災，化学物質の漏洩などがある．

③ **特殊災害**: 自然現象以外が要因となって発生する災害で，Chemical（有害物質の漏洩や化学兵器などによる災害），Biological（病原体や生物兵器による災害），Radiological（放射性物質の漏洩や原子力事故など），Nuclear（核兵器を使ったテロ），Explosive（テロや事故による爆発）に分類され，その頭文字をとって CBRNE（シーバーン）災害や NBC（核兵器，生物・化学兵器）災害とよばれる．NBC によってひき起こされる災害から国民の生命などを保護するために，"国民保護法"（武力攻撃事態等における国民の保護のための措置に関する法律，2004 年）が制定されている．

自然災害，人為的災害，特殊災害が複合的に起こるこ

ともあり "複合災害" とよばれる．2011 年に発生した "東日本大震災" は，地震，津波による自然災害と人為的な原子力災害が複合した災害となった．

5・4・2　災害に関連するおもな法律

災害発生後の対応は，救助や避難所の運営などの応急対応と復旧・復興に大別される．

a. 災害対策基本法（1961 年制定）　1959 年の伊勢湾台風（死者・行方不明者は 5000 名を超えた）が契機となり制定された．

国土ならびに国民の生命，身体および財産を災害から保護し，防災に関する基本理念を定め，国や地方公共団体などの責任の所在を明確に規定している．防災計画の作成，災害予防，災害応急対策，災害復旧および防災に関する基本的事項を定めている．

b. 災害救助法（1947 年制定）　1946 年に発生した昭和南海地震（死者・行方不明者 1443 人）がきっかけとなり制定された．

災害救助法では，国が地方公共団体，日本赤十字社その他の団体および国民の協力のもとに，応急的に必要な救助を行い，被災者の保護と社会秩序の保全を図ることを規定している．

災害救助法は，2021 年から，非常事態などが発生するおそれがある段階から適用可能になり，応急救助体制への移行が迅速に行えるようになった．

c. 被災者生活再建支援法（1998 年制定）　1995 年に発生した阪神・淡路大震災（5000 人以上の死者・行方不明者）を契機に制定された法律で，災害の復旧・復興期における国や地方行政の責任，対応が規定されている．"自然災害により生活基盤に著しい被害を受けた被災者に対し，都道府県が相互扶助の観点から拠出した基金を活用して被災者生活再建支援金を支給することにより，その生活の再建を支援し，住民の生活の安定と被災地の速やかな復興に資すること" を目的とした法律である．被災者生活再建支援法による支援金は，使途を定めない定額渡し切り方式とし，建物の被害状況や住宅の再建方法に応じて一定の額が被災者に支給される．

5・4・3　災害の発生時の対応

a. 災害対策本部などの設置　災害が発生または発

生するおそれがある場合には，国または地方自治体（市町村または都道府県）に，災害対策本部が設置され，災害対策本部の指示の下で具体的な応急対策が採られる.

b. 避難所などの設置　災害発生時の対応として避難所（⇨コラム**36**）の設置，炊き出し・飲料水の供与，医療・助産の提供，被災者の救出などが実施される. さらに，住宅の被害状況に応じて，生活必需品の貸与や住宅の応急処理，応急仮設住宅の供与が実施される.

c. 災害救助法に基づく救助　災害救助法が適用されると，応急救助の実施主体は市町村から都道府県となり，平等（事情や経済状況によらず等しく救助の手を差しのべる），必要即応（個々の被災者ごとに必要なレベルに応じた救助を行う），現物給付（救助は現物をもって行う），現在地救助（被災者の現在地において，旅行者や訪問者も含めて救助する），職権救助（被災者の申請を必要とせず都道府県知事の職権によって救助を実施）の原則に従い応急救助が実施される.

d. 災害時の情報伝達　避難情報については災害対策基本法に規定されている. 国または地方自治体の長が避難が必要と判断した場合には，"避難指示"が国または地方自治体から発出される. "避難勧告"，"避難指示"の2段階に分かれていたものを，2021年から避難指示に一本化し，わかりやすい対応へ修正された（図5・18）.

コラム36　避難所と福祉避難所

"災害救助法"第1条および第23条に基づき，災害に伴い生命・身体に危険が及ぶ可能性のある場合や，生活基盤を奪われた人々に対して，一時的，応急的に保護することを目的として，市町村長によって避難所が設置される. 保健師と行政職員が避難所の運営にあたり，支援医療チームなどと役割分担をしながら，被災者の支援にあたる. 高齢者，障害者，妊産婦，乳幼児，病弱者など通常の避難所生活が困難である要配慮者などを対象とした福祉避難所が設置される場合もある.

避難所は，安全が確保でき，生活の基盤となる場所でもある. 必要に応じて医療が提供される場でもある. 避難所はあくまでも一時的な拠点であるため，居住スペースやプライバシーなどさまざまな制約を受けながら過ごすことになる. 2004年の新潟中越地震では，長期にわたる避難所生活での運動不足により避難所の高齢者に廃用症候群が多く発生した.

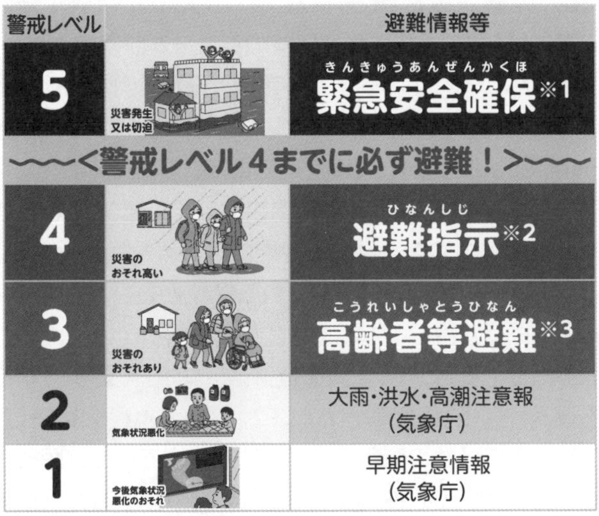

※1　市町村が災害の状況を確実に把握できるものではないなどの理由から，警戒レベル5は必ず発令される情報ではない.
※2　避難指示は，これまでの避難勧告のタイミングで発令される.
※3　高齢者等以外の人も必要に応じ普段の行動を見合わせ始めたり，避難の準備をしたり，危険を感じたら自主的に避難するタイミング.

図5・18　避難情報の種類（2021年から）　出典: 内閣府ウェブサイト　https://www.bousai.go.jp/oukyu/hinanjouhou/r3_hinanjouhou_guideline/img/poster1.jpg

健康・生命・財産・環境などに危険が差し迫っている緊急事態に際しては，国や地方自治体は，非常事態宣言を布告し，広く一般・公衆に注意を促す．

5・4・4　災害医療・保健

a. 災害医療の特徴と基本原則　同種同程度の災害であっても発生する場所によって被害の様相が異なる．

都市部の災害の場合，被災者が多数発生し，経済的被害も大きくなりやすい．さらに，都市部は高層住宅や複雑な建物が多く，災害時はライフラインも途絶されやすい．一方で，交通網は発達しており，災害時に周辺自治体から孤立することは少ない．都市部では病院などの医療機関も多い．

地方は，住民の高齢化率も高く，要配慮者が多い．また，交通網の未発達な場所が点在することにより，援助物資が届きにくく，被災地が孤立しやすい．病院も少なく，被災者の搬送先にも困難が伴いやすい．

しかし，想定をはるかに超える大規模な災害が起こった場合は，都市部も，周辺自治体から孤立したり，医療機関の収容力を超える傷病者が発生し，被災者の搬送の困難も生じる．

瞬間的に大規模な被害が生じ多数の傷病者が発生した場合には，限られた人的・物的資源を有効に活用することが求められる．効率的な医療活動の基本原則はCSCATTT（⇨コラム**37**）とされている．

b. 災害派遣医療チーム　1995 年の阪神・淡路大震災が教訓となり，災害医療のシステムが整備された．初動対応の遅れにより多くの死者・行方不明者などが出たことの反省をふまえて誕生したのが DMAT（disaster medical assistance team）である．DMAT は，大規模災害や事故などの災害現場において，災害の急性期（72 時間以内）に活動する専門的な訓練を受けた医師，看護師，業務職員から構成される機動性をもった自己完結型の医療救護チームである．

おもな活動は，① 広域医療搬送，② 病院支援，③ 域内搬送，④ 現場活動とされている．大規模震災時は，被災地内に多数の傷病者が発生するだけでなく，医療施設や医療従事者も被災する可能性があり，十分な医療の提供が困難となり，傷病者（特に重傷者）を被災地外の拠点病院へ搬送し，迅速な治療を行う広域医療搬送

コラム37　CSCATTT

command and control（指揮と調整），safety（安全確保），communication（情報収集・情報伝達），assessment（評価），triage（トリアージ），treatment（治療），transport（搬送）のこと．CSCA はメディカルマネジメント，TTT はメディカルサポートとして，災害医療における行動基盤を示すものである．

コラム38　災害支援ナース

災害支援ナースは，被災地域で，被災した看護職の心身の負担を軽減し支えるとともに，被災者が健康レベルを維持できるように適切な医療・看護を提供する看護職．被災地での活動は，発災後 3 日以降から 1 カ月間を目安とし，1 人の災害支援ナースの派遣期間は，原則として，移動時間を含めて 3 泊 4 日とされている．

臨床経験が 5 年以上，所属長の承諾がある，災害支援ナースの研修を受講している，都道府県看護協会の会員であることの要件を満たす看護師が，都道府県看護協会に登録されている．2021 年 3 月時点で 1 万余名が登録されている．

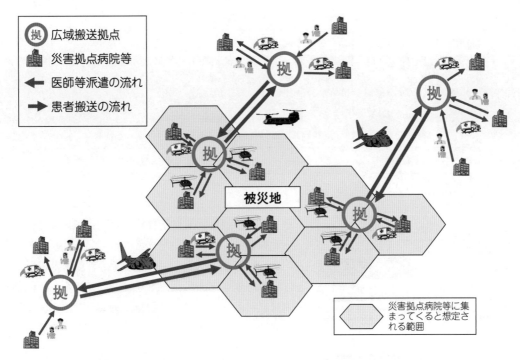

図5・19　広域医療搬送のイメージ図　出典: 広域医療搬送の概要　内閣府ウェブサイト　https://www.bousai.go.jp/oukyu/pdf/kouiki_gaiyou.pdf

（図5・19）が必要となる．DMATの活動によって重傷者の延命と被災地内医療の負担軽減を行うことが可能となる．DMATは，被災地内の病院に入り，被災地内の医療従事者とともに傷病者の対応に当たったり，被災地域内の傷病者や医療資機材の運搬を行う域内搬送も行う．

　日本看護協会は災害対策本部などの要請を受けて**災害支援ナース**を派遣する（⇨コラム**38**）．

c. 災害拠点病院，災害基幹病院，地域災害拠点病院

　災害拠点病院の制度も阪神・淡路大震災の経験をもとに整備された．災害拠点病院は，災害時の初期救急医療に対応できる医療機関である．

　災害拠点病院の指定要件として，高度な診療機能とDMATを有すること，業務継続計画（BCP）（⇨コラム**39**）を作成し，業務継続計画に基づいた訓練を行っていること，診察施設が耐震機能になっており，自家発電機や水などの備蓄があることなどが規定されている．

　災害拠点病院の中から，都道府県内に1箇所以上の災害基幹病院と，二次医療圏ごとに1箇所以上の地域災害拠点病院が指定されている．大規模災害と判断され

コラム39　業務継続計画（BCP: Business Continuity Planning）

　企業などがテロや災害，システム障害や不祥事などの危機的状況下におかれた場合でも重要な業務が継続できる方策を用意し，生き延びることができるようにしておくための戦略を記述した計画書のこと．災害拠点病院の指定の要件として，業務継続計画を作成し，それに沿った訓練を行っていることが求められている．最近では災害拠点病院だけでなく，一般病院においてもその作成の必要性が認識されている．

表 5・8　トリアージの結果の区分

区分	識別色	分　類	状　態
0	黒	救命不可群	すでに死亡しているもの，明らかに即死状態であり心肺蘇生を施しても蘇生の可能性のない状態
I	赤	最優先治療群	生命を救うために直ちに処置を必要とする状態
II	黄	待機的治療群	全身状態が比較的安定しているが，入院を要する状態
III	緑	保留群	軽易な傷病で，ほとんど専門医の治療を必要としない状態

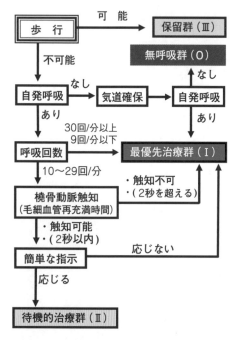

図 5・20　START 法　出典: 東京都福祉保健局トリアージハンドブックより.

SALT 法: sort assess life-saving interventions treatment and/or transport
MPTT 法: modified physiological triage tool

ると，災害基幹病院が指揮権を発動して自衛隊，警察の出動要請を行うことも可能となっている.

d. トリアージ　多数の傷病者が発生した災害では，重症度や治療の緊急度を短時間で判断し，限られた人材（医療スタッフ）や器材，医薬品などの医療資源を効果的に活用し治療や搬送を行うために優先順位を決定するトリアージ（傷病者の振り分け）が行われる.

トリアージの方法として，一次トリアージ（スピードと手軽さを重視したトリアージ）に用いられる **START法**（simple triage and rapid treatment triage）（図 5・20），二次トリアージ（一次トリアージで黄タグ・赤タグとされた傷病者に対するトリアージ）に用いられる **PAT 法**（physiological and anatomical triage）がある. これ以外のトリアージ法として，SALT 法やMPTT 法なども開発されている. トリアージの結果は，表 5・8 に示す 4 つに区分され，トリアージタッグで示される. トリアージタッグは，負傷者の右手首（右手が損傷している場合は，左手首，右足首，左足首，首の順に装着部位を変える）に装着する.

傷病者の治療，搬送の優先順位は，赤（I）→ 黄（II）→ 緑（III）→ 黒（0）となる. 傷病者の状態は時々刻々変化するので，トリアージを繰返すことが必要となる.

e. 避難行動要支援者への対応　災害時に自ら適切な防災行動をとることが困難で被害を受けやすい高齢者，障害者，乳幼児，妊婦，外国人など "避難行動要支援者" に対して，さまざまな措置が採られている.

市町村は，避難行動要支援者の所在を把握し，大規模災害が生じた際の避難誘導について事前に計画を立案する必要がある（"災害対策基本法"）.

f. 災害時のメンタルサポート

1) **被災者に対するメンタルサポート**：災害は，被災者に大きな心理的ストレスを与える．被災からの時間経過や置かれた状況でストレス反応は異なる様相を呈する．ストレス状態に対応したメンタルサポートが必要不可欠である．一般的に，被災者は，被災直後は思考力が低下し，恐怖感や不安感を抱えることが多い．その後，自身の置かれた状況を理解するにつれて，喪失感や罪悪感が生じる．また，復旧・復興期には，新しい生活への不適応によるストレスが生じることもある．被災者に対するメンタルサポートは災害直後から長期間にわたり必要である．

被災者の災害に伴うストレスに対して，迅速に・適切に対処することは，PTSD（心的外傷後ストレス障害）（⇨コラム**40**）や ASD（急性ストレス障害）などを予防するうえで重要である．被災者に寄り添う姿勢が被災者の心理的安定につながる．

専門性の高い精神科医療の提供と精神保健活動の支援が必要な場合は，災害派遣精神医療チーム DPAT（disaster psychiatric assistance team）が派遣されることもある．DPAT は，精神科医，看護師，業務職員から構成され，DMAT と同様に発災後 72 時間以内の活動を通して被災者のメンタルサポートにあたる．

2) **支援者に対するメンタルサポート**：被災者を支援する人々も大きな心理的ストレスを抱えることになる．トリアージに伴う心理的負担，災害の惨劇を目の当たりにしたときの危機的体験などがストレスとなる．さらに，過酷な状況下での支援活動では，睡眠や休息が十分にとれないことも多く，疲労が累積し，慢性的な高ストレス状態にさらされやすい．高ストレス状態での活動が続き，最終的に燃え尽き症候群を起こす支援者もおり，支援者へのメンタルサポートも重要である．

5・4・5　防災・減災への取組み

災害はいつ起こるか予測がつかないことが多い．事態が発生した場合の被害を最小限にとどめるために，平時からの対策が重要になる．平時の災害対策では，防災だけでなく減災（予測される災害の被害を最小にするための備え）も意識して体制を整備することが必要となる．防災・減災対策としては，建物の耐震化や防波堤の

ASD: acute stress disorder（急性ストレス障害）

コラム40　PTSD
PTSD とは，災害，暴力，深刻な性被害，重度事故，戦闘，虐待などで，危うく死ぬあるいは深刻な怪我を負うなどにより精神的衝撃を受けるトラウマ（心的外傷）体験にさらされたことで生じる，特徴的なストレス症状群のことを指す．このような出来事に他人が巻き込まれるのを目撃することや，家族や親しい者が巻き込まれたのを知ることもトラウマ体験となる．また，災害救援者の体験もトラウマとなりうる．

コラム41　ハザードマップ
さまざまな自然災害の発生を予測し，その被害の程度や危険箇所，避難場所，避難方法などを地図上にまとめたもの．地方自治体などで作成されており，洪水，土砂災害，地震，津波などの災害についてのハザードマップが公表されている．

コラム42　国際緊急援助隊・医療チーム

　地震や台風などの自然災害が多い日本の経験を途上国などの災害救護に活かす国際的な援助活動（国際緊急救助）が医療の領域から始まり，1987年には"国際緊急援助隊の派遣に関する法律"が制定されている．

　国際緊急援助隊は，被災国政府または国際機関等の要請を受け，必要性が認められた場合に行われる．国際緊急援助隊の派遣にかかる業務は，国際協力機構（JICA）が行っている．

　国際緊急援助隊は，医療チーム，救助チーム，感染症対策チーム，専門家チーム，自衛隊部隊の5種類のチームが存在し，各チームが個別または組合わせて派遣される．

建設，住民への危険の周知，避難場所やハザードマップ（⇨コラム41）の確認などがある．

　医療機関における防災・減災対策としては，災害発生時に迅速な初動態勢が可能となるように，平時より病院組織内の命令系統や各部署の役割を明確にしておく必要がある．具体的には，避難・誘導経路の確認，避難場所の確保，外部組織との連絡網・連絡法の確認，停電発生時の対応，多数の被災者の受け入れ，被災地へ救援のための人材を派遣する体制などに関する災害対応マニュルの整備やアクションカードの作成，配布などが必要となる．

　また，災害時には病院内の関係だけではなく，地域との連携も重要である．災害教育や災害訓練を通して，地域への啓発活動を行うことで地域の防災力を高める関わりをもつことも効果的である．

　開発途上国の災害の援助活動のために国際緊急援助隊も組織されている（⇨コラム42）．

　行政機関や地域包括支援センターなど，地域で働く保健師や看護師は，地域住民に対して自己防災や地域防災への住民の意識を高める教育などを行う役割を担っている．消防署や行政機関，病院，ボランティア団体と協働して必要な防災知識および技術が習得できるようなプログラムを立案することも必要とされる．平時から住民同士や各種団体，行政，消防関係と顔の見える関係を構築しておくと有事の際にスムーズな連携が行われやすい．日頃から防災・減災を意識して地区活動を行うことが重要である．

看護職による健康づくりのすすめ方

6・1 地域の健康づくり

6・1・1 地域のアセスメント（地域診断）

a. 地域診断の必要性　看護職，特に保健師には，地域で生活するあらゆる世代の人々，家族，集団を対象に，健康の保持・増進，疾病予防，疾病の早期発見・早期治療，リハビリテーションなどのさまざまな地域の健康課題を解決し，人々の生活の質（QOL）の向上を支援していくことが求められている．

　地域を対象とした健康支援活動を実践していく際には，対象となる地域のきめ細かい観察や行政区単位（市町村，保健所管轄区域，二次医療圏域，都道府県，国）の人口静態調査，人口動態統計，国民生活基礎調査などの保健医療統計データから，地域の特性や健康課題を把握することが不可欠であり，これを**地域診断**という．地域診断を行う際には，地域に直接出向き，住民の声に耳を傾け，住民とのかかわりを通して住民の生活の全体像を把握する地区踏査が重要である．

　地域診断を通して把握した地域の健康課題は，保健医療福祉サービス事業の見直し，新たな資源の開発や制度設計を行うための根拠となる．地域診断により把握された地域における健康に関する課題や地域格差などから，重点的に介入し対策を講じる必要のある地区や健康課題を明確にし，効果的・効率的な介入方策を実行する．

　地域診断を活用し，地域の健康課題を行政の関係者や住民と共有することができ，課題解決に向けての住民の自助，互助が得やすくなり，暮らしやすい地域づくりを地域住民とともに実現することにより，住民参加による地域包括ケアシステムの推進にもつながる．

b. 地域診断による健康課題の把握　地域診断では，観察，統計データなどにより収集した地域のデータを総合的，多角的に分析し，地域が抱える健康問題の中で，重点的に対策を講じる地区や，優先すべき健康課題を特定する（⇨コラム**1**）．

コラム❶　健康問題と健康課題

　地域を対象にした看護では，地域のアセスメントにより明らかになった健康課題を，適切な介入などにより解決していく．その際，健康問題とは，"解決すべきこと"，健康課題とは "取組むべきこと" であり，両者を分けて考えることが一般的である．たとえば，"肥満状態" は健康問題であり，肥満解消のために取組むべき "運動習慣の改善" が健康課題である．

地域診断は，以下の手順で行う．

観察（地区踏査など）や，保健医療統計資料から地域の健康に関連したデータを収集する．

● 収集した保健医療統計資料 のデータを，全国・他の自治体の平均値や，国などが掲げている目標値（健康日本 21 など）と比較して改善が必要な健康問題を複数選択する．

● 地区踏査の結果などを参考にして住民の求める健康課題を明らかにする．選択した複数の健康問題を地域住民が，どの程度重要と認識しているかなどを検討する．

● 選択した健康問題を関係者（多職種など）と共有して，それぞれの健康問題の背景を検討する．

健康問題を解決するための地域の資源について検討する．
　資源としては，解決のための介入に必要な経費（該当地域の予算，国や都道府県などからの補助金や助成金など）や，地域の住民の互助組織や地域リーダーの存在などがある．

健康問題を解決するための介入手段の有無，介入することによって十分な効果が得られる可能性などを加味して総合的に判断したうえで，最終的に取組むべき健康課題を設定する．

出典："介護予防のための地域診断データの活用と組織連携ガイド"（https://www.jages.net/library/regional-medical/）をもとに作成．

　地域診断により明確にされた地域の健康課題の解決は，活動（介入）計画を立案し，実施（介入）し，介入による結果を評価して次の地域診断につなげるサイクルを通して実現される．"地域診断"および"地域診断に基づく健康の課題の解決に向けた介入"にあたっては，さまざまなモデルが活用されている．

6・1・2　地域診断のためのモデル

a. コミュニティアズパートナーモデル　ベティー・ニューマンによって提唱されたニューマン・システムモデルを，地域のアセスメントに活かせるようエリザベス・アンダーソンとジュディス・マクファーレンによって拡張されたもので，地域全体を包括的な視点で捉えるモデ

ルである.

　アセスメントの際は，地域を構成する住民および地域に関する情報を8つのサブシステムに着目して収集・分析する（図6・1）. **モデルの中心（コア）は，住民であり，住民を取巻く8つのサブシステム**（① 物理的環境，② 教育，③ 安全と交通，④ 政治と行政，⑤ 保健医療と社会福祉，⑥ 情報，⑦ 経済，⑧ レクリエーション）に着目してコミュニティ全体を包括的に捉える（表6・1）. コアに関連した情報としては，人口動態など保健統計情報，地域の文化や歴史，住民の価値観や信念などコミュニティの基盤や素質を形作っているものが含まれる. 住民はサブシステムから影響を受けると同時に，サブシステムに影響を与えてもいる.

　ストレス理論に基づき，住民の健康に影響を与える要因をストレッサーとし，ストレッサーに対する反応を健康問題として捉えている. ストレッサーとしては，大気汚染や騒音，医療機関の閉鎖など地域の外部および内部から生じるものがある. 地域は，さまざまなストレッサーを防御する力として，**抵抗ライン**と**柔軟（フレキシブル）ライン**をもっている.

　抵抗ラインは，地域社会がもつストレッサーに対する抵抗力で，訪問看護やデイケアのような地域に存在するケアプログラムなどである. 抵抗ラインはそれぞれのサブシステムに存在し，地域社会の現在の健康状態を示しており，予防接種率の高さ，乳児死亡率の低さ，所得水

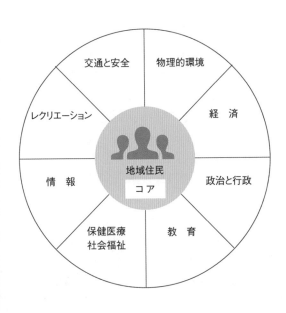

図6・1 地域のアセスメントのためのコミュニティアズパートナーモデル コアである住民を囲んでいるのは，8つのサブシステム. 住民はサブシステムの影響を受けると同時に，影響を与えてもいる. 〔エリザベス T. アンダーソン編, 金川克子 監訳 "コミュニティアズパートナー地域看護学の理論と実際 第2版", 医学書院（2002）を参考に作図.〕

表 6・1　コアと 8 つのサブシステムの情報収集項目例 [a]

項　目	情報収集項目の例
地域住民（コア）	人口動態（人口密度，人口分布，世帯数，世帯人数，年齢別人口など）地域の成り立ち，歴史・文化，風土，住民性，信念や価値観，宗教，人間関係の特徴など
物理的環境	面積，機構，地形，建物・住宅・街並み
経　済	経済的特徴（所得水準，生活保護率）ビジネス，産業，商店街，流通システム，労働状況（雇用，失業率，職業）
政治と行政	政治への参加度，自治会の活性度，市民団体の状況，自治体の基本構想，政策，財政力，各種行政計画・目標
教　育	学校など教育機関と教育資源（生涯学習施設，美術館，文化施設など）それぞれの利用状況，アクセシビリティ
交通と安全	警察，消防（犯罪頻度，防犯組織，災害対策）交通機関，道路状況，上下水道普及率
コミュニケーション情報	地域の人々の情報伝達・入手手段の状況（広報紙，ポスター，掲示板，回覧板，インターネット）地域の人が集ったり話したりする場所，方法
レクリエーション	サービス，娯楽施設，公園，場所，利用状況，内容
保健医療社会福祉	病院，診療所，クリニックの状況，診療科目，立地，保健医療福祉関連施設，保健福祉サービス

a)　エリザベス T. アンダーソン編，金川克子 監訳 “コミュニティアズパートナー地域看護学の理論と実際 第 2 版”，医学書院（2002）を参考に作表.

準などで，ストレスに対するコーピングも含まれる（図6・2）. 柔軟ラインは，ストレッサーに対する地域がもつ予備的な力であり，地域の健康レベルを流動的に一定のレベルに保つための"緩衝帯"である. 認知症高齢者の徘徊があっても，近隣の住民による家族などへの連絡が大事に至らせない場合もありうる. このような対応を可能にする社会的ネットワークの強さもその一つである.

b. プリシードプロシードモデル　1991 年にグリーンとクルーターによって開発されたヘルスプロモーションや保健プログラムを展開するためのモデルの 1 つである（⇨コラム❷）. 対象者の QOL（生活の質）を最上位におき，その資源として"健康"を位置づけており，健康問題の準備・実現・強化因子を検討しながら，地域社会の健康増進プログラムの計画・実施・評価のための枠組みを提供していく.

"診断と計画"にかかわるプリシードの部分と，"実施と評価"にかかわるプロシードの部分から成り立っており，**9 つのフェーズ**で構成されている（図6・3）. 最初の 5 つは，ヘルスプロモーションを実施する前のアセ

コラム❷　プリシードプロシードモデル
プリシード（precede）: predisposing reinforcing and enabling constructs in educational / environmental diagnosis and evaluation（教育・環境の診断と評価における強化と実現のための構成要因）の略で，計画を実行に移す前の過程.
プロシード（proceed）: policy, regulatory, and organizational constructs in educational and environmental development（教育・環境の開発における政策・規制・組織的要因）の略で計画や政策を推進する過程.

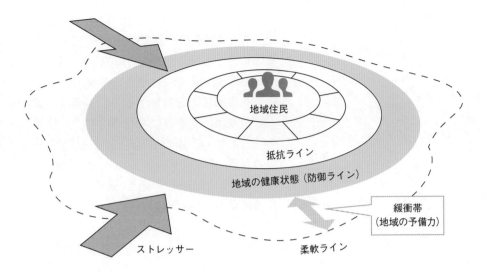

図6・2　地域の抵抗ラインと柔軟ライン　エリザベス T. アンダーソン編，金川克子 監訳"コ
ミュニティアズパートナー地域看護学の理論と実際 第2版"，医学書院（2002）を参考に作図.

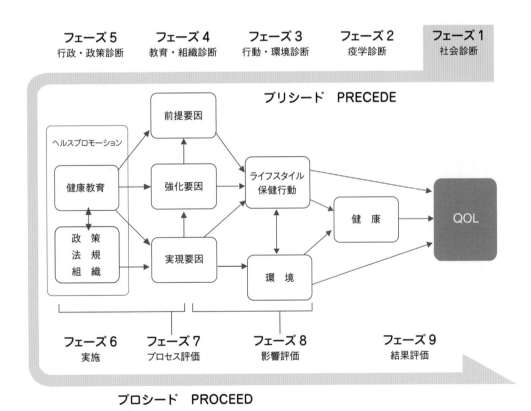

図6・3　プリシードプロシードモデル　エリザベス T. アンダーソン編，金川克子 監訳"コミュ
ニティアズパートナー地域看護学の理論と実際 第2版"，医学書院（2002）を参考に作図.

スメントを行う過程である. ① 社会診断: 対象集団の
ニーズや集団の構成員が QOL をどう考えているのかを
把握する, ② 疫学診断: 具体的な健康目的を特定する,
③ 行動・環境診断: 健康問題の原因となっている行動
要因や環境要因を特定する, ④ 教育・組織診断: 保健
行動・環境目的を達成させるために, 介入すべき要因
を特定する (要因は前提要因, 強化要因, 実現要因の 3
つのカテゴリーに分けられる), ⑤ 行政・政策診断: 予
算や人材などの資源や現行の政策, 法規制, 組織内での
促進要因や障害要因などを明らかにする, から成り立っ
ている.

　ヘルスプロモーションの実施は 6 番目の段階で, 実
施後は, ⑦ プロセス (経過) 評価: 事業に投入した内
容, 実施段階での諸活動, 関係者の反応などを評価,
⑧ 影響評価: 行動・環境目的と, 前提要因, 強化要因,
実現要因の目的が, どの程度達成されたかを評価, ⑨
結果評価: QOL に関する指標と健康目的の達成を評価
する過程である.

6・1・3　地域の特性を表す指標

　a. 地域特性を表す指標　　地域 (集団・組織) の特
性を表す指標として, ① **物的資本** (physical capital),
② **人的資本** (human capital), ③ **ソーシャルキャピタ
ル** (**社会資本**) がある.

　物的資本としては, 医療・保健にかかわる施設・設備
など, 人的資本として, 医療従事者の数や分布などがあ
る.

　b. ソーシャルキャピタル　　ソーシャルキャピタル
は, 社会や地域の人々の信頼関係や結びつきを表す概念
で, 社会関係や人間関係の豊かさを築き, その豊かさを
社会の資本として捉える考え方である. 社会関係や人間
関係の豊かさは, ① 他者や地域に対する "信頼", ② 相
互に依存的な利益交換, 互いを思いやる気持ちで集団間
の相互関係を構築していく互酬性を表す "**規範**", ③ **社
会的 "ネットワーク (人と人とのつながり)"** の 3 つの
要素からなり, これらの要素が相互に関連し, 地域の
ソーシャルキャピタルが醸成されていく.

　ソーシャルキャピタルの健康に対する効果として, 死
亡率の低減, 自殺の減少, 主観的健康観の改善, 喫煙や
運動習慣などが健康行動に影響を及ぼすとされている.

ソーシャルキャピタルの概念は，健康以外の面でも，行政システムの効率性を高め，防災対策や治安・防犯に有効であり，子育てや教育面でもプラスの効用があるとされる．企業や職場においてもソーシャルキャピタルが生産性を高め，技術革新や経済成長にもつながる可能性があるとして職域領域でも注目されている．

6・1・4　ソーシャルサポート

　人々の健康は，社会環境や経済状況の影響を受けている．国民一人ひとりが健康に関心をもち，健康行動をとっていくためには，健康づくりに取組みやすい環境を整備することが必要とされ，社会全体で相互に支え合いながら健康づくりに取組むことができる環境整備が求められる．

　"健康日本21（第二次）"では，個々人の取組みだけではなく，地域社会の健康づくりへの取組みにも着目し，"健康を支え，守るための社会環境の整備"を基本的な方向の一つとして提示している．

　社会における人と人とのつながり"ソーシャルネットワーク"に加えて，ソーシャルネットワークを通した支援としてのソーシャルサポートや人々の相互の信頼や扶助を目指したソーシャルキャピタルの構築が進められている．

　ソーシャルサポートには，さまざまな種類がある（表6・2）．受けられると考えている"perceived（知覚さ

表6・2　ソーシャルサポートの種類

サポートの種類	定　義	例
perceived（知覚された）	必要なときに他の人々から受けられると個人が考えているサポート	どういう状況でも友人が自分を助けてくれるに違いないという思い
received（受けた）	他の人々から実際に受けたサポート	深刻な問題で困っていたときに友人が助けてくれた
emotional（情緒的）	思いやりや気遣いを示すこと	困ったときに友人に相談にのってもらって気持ちが和らいだ
belonging（連帯的）	一緒に社会的活動を行ったり，仲間意識を表すこと	あなたには仲間として付合ってくれる友人がいる
tangible（物的）	何らかの物を提供すること	家族があなたにお金を貸してくれる
informational（情報的）	アドバイスや指導を提供すること	あなたが抱えている問題に信頼できるアドバイスを提供してくれる友人がいる

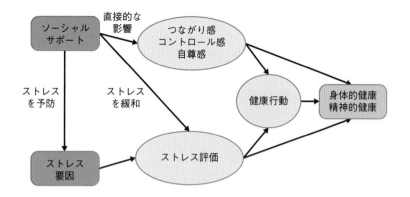

図6・4　ソーシャルサポートと
健康との関連

れた）” なもの，実際に受けた “received（受けた）な
もの，思いやりを中心とした “emotional（情緒的）”
なもの，仲間意識のような “belonging（連帯的）”な
もの，現物を提供する “tangible（物的）” なもの，ア
ドバイスのような “informational（情報的）”なものが
ある．

　ソーシャルサポートは直接的・間接的に心身の健康と
強く関連している．ソーシャルサポートと心身の健康状
態との関連を図6・4に示す．さまざまなソーシャルサ
ポートは，”誰かとつながっている” といったつながり
感や，”何かあっても誰かが助けてくれる” というコン
トロール感，“自分は価値のある存在である” という自
尊感を高めることにつながる．また，ソーシャルサポー
ト自体がストレス要因（ストレッサー）に予防的に働
き，さらに，ソーシャルサポートを受けることでストレ
スも緩和される．

　ソーシャルサポートにおいて重要なことは，人はソー
シャルサポートの受け手にも，送り手にもなれるという
ことである．何らかのソーシャルサポートを受けた者
は，その後，自分が受けたサポートを “恩返し” のかた
ちで誰かしらに提供することができる．ソーシャルサ
ポートの互恵性が不均衡であることは信頼関係の低下に
もつながり，ひいてはソーシャルキャピタルの低下にも
つながる．

　地域包括ケアシステムにおける “自助”，“互助”，“共
助”，“公助” の仕組みも健康の保持・増進のためのソー
シャルサポートの理想のかたちのひとつである．

6・2　健康行動への取組み

6・2・1　健康行動に関する理論の活用

　対象者が健康保持・増進の重要性・必要性を認識し，実行に移すための医療従事者の介入には専門職としてのスキルが必要とされる．医療従事者には，対象者の健康行動に対する考え方や対応の仕方を客観的に把握し，さまざまな健康行動理論を活用して，介入の方向性や介入方法，介入に対する評価方法を明確にしていくことが求められる．

　人間の行動には欲求がさまざまな形でかかわっていることが多い．米国の心理学者アブラハム・マズローは，欲求には段階（図6・5）があることを示している（マズローの欲求5段階説）．行動を起こすための要因は個人により異なり，社会や環境からの影響も受ける．健康に関する行動も同様である．多くの人々は，健康的，あるいは非健康的な行動については理解し，"健康でありたい"という欲求は誰しももっているものの，"健康によい"とされる健康行動は個人によって異なるので，健康行動をとる要因を分析し健康行動に結びつける健康行動理論が提唱されている．

6・2・2　行動変容を促すヘルスビリーフモデル

　ヘルスビリーフモデルは，健康に関して危機感を自覚している状態（脅威の認識）において，健康行動をとることのメリットがデメリットを上回れば，健康行動をとりやすくなるという考え方をモデル化したものである．"疾病の予防，早期発見に関するプログラムに人々が参加しない理由"を解明し，行動に移すようにするために1950年代に米国の公衆衛生局で考案された考え方・概念で，健康行動理論として広く活用されている．

　ヘルスビリーフモデルは，"自分は病気に罹りやすく，病気になれば重大な結果を起こしかねないと認識し，一連の行動をとることによりその病気による障害あるいは損失を軽減できると信じているとき，人々は病気を回避し，健康状態をコントロールする行動をとる"という考えをモデル化したものである．性別や社会経済状態などによる罹患のリスクや，個人の信念の違いも考慮されたモデルである．ヘルスビリーフモデルの要素と構成概念を図6・6に示す．

　ヘルスビリーフモデルを，がん検診の受診行動を促す

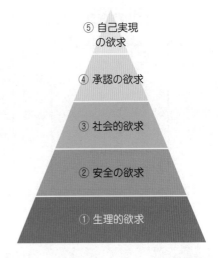

⑤ 自分のもつ能力や可能性を最大限に発揮したい

・モラル，創造性など

④ 自分の存在価値を認めてもらいたい

・達成感，他者からの尊敬など

③ 自分が社会に必要とされたい

・友情，家族など

② 安全な状態でいたい

・身の安全，財産の安全など

① 生命を維持したい

・呼吸，食事，睡眠など

図6・5　マズローの欲求5段階説

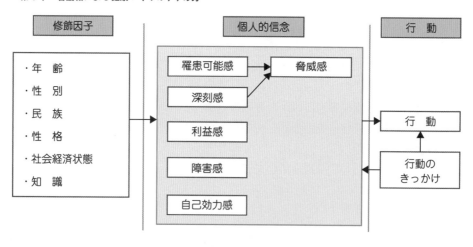

| 修飾因子 | 個人的信念 | 行　動 |

罹患可能感	深刻感	利益感	障害感	自己効力感	脅威感
疾病や不健康な状態に自分が陥る可能性についての本人の認識	疾病や不健康な状態に陥った際の重症度やそれを無治療のまま放置した場合の結果の深刻さ（身体的・社会的）についての本人の認識	脅威を減らすために推奨されている行動から得られる利益（健康とは無関係の利益を含む）についての本人の認識	行動をひき起こすことの妨げとなるものに関する認識．行動によって生じる悪い結果も含む	脅威を減らすために推奨されている健康行動から得られる利益についての本人の認識	罹患可能感と深刻感をかけあわせたもの．いずれかが0であれば脅威感も0になる

図6・6　ヘルスビリーフモデルの要素と構成概念

ために用いた一例を示す．罹患のリスクは低いと思っている対象者には，“あなたの現在の生活習慣での大腸がんのリスクは ○○ ％ です”のように個々人の性格や行動に基づいてリスクの表現方法を個別化，具体化して提示することが効果的である．深刻感の低い対象者には，“大腸がんに罹った場合の5年生存率は ○○ ％ です”など事態の重大性を理解させることが効果的である．また，利益感の低い対象者には，“がん検診でのがん発見率は ○○ ％ です”など行動を促すエビデンスを提示することが有効である．障害感の高い対象者には，“がん検診は無料で受けられます”との情報を提供し，行動をとった場合の保証を与えることが効果的である．自己効力感（セルフエフィカシー）の低い対象者には，過去のがん検診受診者の例を提示するなどロールモデルを提示したり，設定目標を徐々に上げていくことが効果的である．さらに，行動を起こすきっかけを増やすために，リマインダーとして受診勧奨の手紙を送付したり，広告戦略を用いて受診の必要性を伝えることも効果的である．

ヘルスビリーフモデルにより，個人の行動変容を促すための介入の方向性を明確にすることができる．

6・2・3 行動変容を促すナッジ理論

　行った方がよいと理解しているが，なかなかできないことや，人に注意されてもなかなか止められない場合の人の行動を変える手段として，① 特定の行動を禁止して選択肢そのものを奪う，② 法的な規制で，罰則または罰金を設ける，③ 税や補助金をつくる，④ 教育によって価値観を変えるなどの方法があるが，これらの手段は反発を生む可能性があり，自発的な行動変容を促すことにはつながらない．ナッジ理論は，行動変容を促すために強要するのではなく自然によい方向へ誘導し，健康行動を促す理論であり，EAST（easy: 簡単に，attractive: 正しいインセンティブにより，social: 正しい行動を示し，timely: タイムリー）に行動変容を促すことを目指した理論である（表6・3）．

　わかってはいるものの行動しない者に対して，自発的に望ましい行動を選択するように，ナッジ〔nudge: 軽く（ひじで）突くという意味〕，すなわち，そっと相手の心を後押し，自分自身で判断し選択する自由を残しながら人々を自然に特定の方向，実践に導く方法である．ナッジの具体例として，リマインダーのメール，“工事中”などの看板，携帯・パソコンを買ったときのデフォルト設定などや，買い物袋を有料にし，袋をもらうことを面倒にする，スーパーやコンビニのレジ前の立ち位置を示す足跡などがある．

　健康行動の結果を自分にフィードバックするまでに時間がかかり，現在バイアス（⇨コラム❸）の影響を受けやすい．さらに健康行動の結果には不確実性を伴う．健康的な生活を心がけていても疾病になることもあり，健康診断では見つけられない疾病もある．医療に関する情報は専門的でわかりにくい場合も多い．このような状況の下で人々の健康行動を促進していくために，ナッジ理論の活用が注目されてきている．

　何かを決定しなくてはならないとき，選ばなくてよいというのは，最も有力な選択肢である．人間にとって意思決定は負担な場合もある．また，質問の見せ方によって同意率が変わることも報告もされている．たとえば，“健診を受診しますか？”ではなく，“いつにします

表6・3　EAST のフレームワーク

カテゴリー	内　容
easy	簡単であるか
attractive	魅力的であるか 正しいインセンティブであるか
social	社会規範となっているか（正しい行動であるか）皆がやっているか
timely	時期は適切であるか

コラム❸　現在バイアス
　現在の事柄を将来のことよりも過大評価することである．たとえば意思決定をしないといけないことはわかっているものの，“今は決めたくない思い”がそれを先延ばしにしている状態は現在バイアスである．家族の延命治療に関する意思決定の先延ばしなどがあり，この現在バイアスに対しては“多くの人がこのような意思決定をしています”と示し，選択者の負担を減らし，選択肢を選びやすい環境をつくる方法がある．

コラム4　プロスペクト理論

　リスクに対する人々の意思決定の特徴を示すものである．A：確率80％で10万円が当たるというクジとB：100％確実に5万円が当たるというクジの選択ではBを選ぶ人が多く，人は確実なものを好む傾向にある．同様に，C：コインを投げて表が出たら2万円，裏が出たら何ももらえないという選択と，D：コインを投げる投げないにかかわらず，確実に1万円もらうという選択の場合も同様にDを選ぶ傾向にある．人はこのような利得局面ではリスクのあるAよりも確実な選択肢を好むことが多い．一方，E：コインを投げて表が出たら2万円支払い，裏が出たら何も支払わないという選択肢と，F：確実に1万円支払うという選択肢では，Eを選ぶ人が多いことが知られている．人はこのような損失局面では，リスクが大きい選択肢を選ぶ傾向にある．

コラム5　フレーミング効果

　医療従事者が"A：術後1カ月の生存率は90％です"と説明したとき，80％の人がこの手術を受けたのに対し，"B：術後1カ月の死亡率は10％です"と説明したとき，50％がこの手術を受けたという報告がある．これは損失を強調した場合には損失回避行動が選択されやすいことを意味している．同じ事実でも枠組みを変えると価値が変わるということを示しており，これをフレーミング効果という．

か？"といった質問にすることで受診率が上回り，さらには，どの健診・検診を受けるか選択させるopt-in（オプトイン）ではなく，セットされ個別に選ぶ必要のないopt-out（オプトアウト）を示すことで健診の受診率が上がるという報告もある．自分のもっているものや一度手にしたものを失うことへの心理を利用したプロスペクト理論（⇨コラム4）をはじめとする行動経済学の考え方を利用したナッジを取入れることで，健康行動に導くという取組みが行われている（⇨コラム5）．

　日本のがん検診受診率はさまざまな啓発活動の効果もあり改善してはいるものの，まだ多くの自治体で受診率が50％以下である検診項目が多い．検診に行かない人にその理由を尋ねてみると，"検診があることを知らなかった"，"仕事で都合がつかない"，"面倒だった"という理由が，必要性を感じない，経済的な理由，好きではないという理由を上回っている．

　H市では，前年度受診者に毎年採便容器（キット）を送付し，再受診を促している．キット送付対象者の受診率は約2割程度で，毎年7割以上のキットが無駄になっていた．そこで，ナッジを用いた検診受診勧奨はがきの送付を試みた．損失回避を働きかけたBグループの受診率は，Aグループよりも7.2％高く，受診勧奨のメッセージを変えること によって，受診率には大きな差が生じることを示した（図6・7）．

　人々が自分の選択に納得感をもち，満足できるよう

Aグループ	Bグループ
利得フレームメッセージ	損失フレームメッセージ
H市では，前年度に大腸がん検診を受診された方へ，「**大腸がん検査キット**」をお送りしています． ❗ 今年度，大腸がん検診を受診された方には， **来年度，"大腸がん検査キット"をご自宅へお送りします．**	H市では，前年度に大腸がん検診を受診された方へ，「**大腸がん検査キット**」をお送りしています． ❗ 今年度，大腸がん検診を受診されないと， **来年度，ご自宅へ"大腸がん検査キット"をお送りすることができません．**

大腸がん検診受診率

22.7%　　　　　　　　　　　　29.9%

図6・7　H市の大腸がん検診推奨のナッジの例

に"習慣化したいけどなかなかできないこと"を難なく継続し，"悪いことだとわかっているけど，やめられないもの"を無理なく断つために環境をデザインして健康行動につなげることも行われている．ナッジは命令，禁止，課税などの手段と異なり強制力はなく目に見えないことも多い．個人の権利を尊重し人々が可視化できるナッジを施行していくことが重要である．

6・2・4 ヘルスリテラシー

　住民一人ひとりの健康づくりは，"自助"，"互助"，"共助"，"公助"によって進められる（§1・1・4参照）．"自助"をすすめていくためには，数多くの健康情報の中から自分に合った適切な情報を"探し出し"，"理解"，"評価"，"活用"する能力が必要とされ，この能力が"ヘルスリテラシー"である．ヘルスリテラシーは，情報に基づいた意思決定により個人の健康行動につなげる要素であり，健康づくりのための，"自助"を進めるうえで重要な能力である．ヘルスケア，疾病予防，ヘルスプロモーションのそれぞれの場面で，住民自らが，判断・意思決定し，実行することにより，生涯を通じてQOLを保持・増進させることができる．

6・3 予防に着目した健康づくり活動
6・3・1 予防医学

　健康の保持・増進にとって疾病予防は不可欠であり，各個人が疾病予防活動に取組むと同時に，医療従事者が集団あるいは個人を対象にして予防的に介入することの重要性は高まっている．

　予防には，一次予防，二次予防（健診・検診（⇨コラム6）による疾病の早期発見，早期治療），三次予防（リハビリ）の3段階（§1・1・3参照）があり，医療従事者は各段階の予防において，理論やエビデンス（科学的根拠）に基づいた効果的な支援，介入を行っていく必要がある．

6・3・2 ハイリスクアプローチと
　　　　　　　　　　ポピュレーションアプローチ

　医療従事者が，対象集団あるいは個人に対して効果的に予防的な介入をする場合に，難しいのは対象者の選定である．予防医療では，病院のように待っているだけで

コラム6　健診と検診

　健診は健康診断の略であり，現在あるいは将来にわたって健康であるかどうか確かめるために実施する．労働安全衛生法に基づく一般健康診断や学校保健安全法に基づく健康診断が該当する．一方，検診は，現在，特定の病気（がんなど）に罹患しているかどうか確認するために実施する．健康増進法に基づき市町村で行われているがん検診などが該当する．

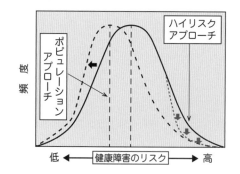

ポピュレーションアプローチ

ハイリスクアプローチ

頻度

低 ←健康障害のリスク→ 高

図6・8　ハイリスクアプローチとポピュレーションアプローチ 出典：厚生労働省ウェブサイト https://www.mhlw.go.jp/shingi/2005/08/s0804-3a01.html

は対象者はやってこないからである．介入する必要がある人々，集団を選定することが予防医療の第一歩となる．

　対象者の選定法として，英国の疫学者ジェフリー・ローズは，ハイリスクアプローチとポピュレーションアプローチの2つを提示した．

　ハイリスクアプローチは，健康障害をひき起こすリスク因子をもつ集団の中で，リスクがより高い者に対して，リスクを下げる働きかけをして，健康障害の発生を予防するアプローチ法である．一方，ポピュレーションアプローチは，健康障害をひき起こすリスク因子をもつ集団全体に対して，集団全体のリスクを下げる働きかけをして，健康障害の発生を予防するアプローチ法である．ハイリスクアプローチは図6・8の集団の右側の一部の（リスクの高い）者への介入であり，その一部の対象者のリスクを赤矢印のように下げることを目標とする．ポピュレーションアプローチは，集団全体へ介入を行い，対象集団全体のリスクを低下させ，集団全体のリスクを黒矢印のように低い左側へ移動することを目標とする．

　ハイリスクアプローチには，介入を必要とする特定の個人・集団を選択できること，一人ひとりに適した方法を選べること，費用対効果が高いこと，介入の評価がしやすいことなどのメリットがある．デメリットとしては，対象者の的確な選択が必要であり，専門職の介入でなければ効果が得られにくいなどがあげられる．

　ポピュレーションアプローチは，集団全体の効果が見込まれ，対象者を取巻く環境要因へのアプローチが中心となるため集団全体の問題解決につながりやすい．一方で，一人ひとりの個人への効果は不明確になりがちである．政策的に広範囲にわたる活動が必要となり費用もかかる．また，介入の効果が明確になるまでには，ある程度の時間を要するなどのデメリットもある．

　ハイリスクアプローチとポピュレーションアプローチには一長一短あり，効果的に活用するには，2つのアプローチを並行して取入れる必要がある．日本の健康づくり施策である"健康日本21（第二次）"においても，生活習慣の改善などの一人ひとりへのハイリスクアプローチと社会環境の改善などのポピュレーションアプローチを組合わせて，健康寿命の延伸・健康格差の縮小を目指している．

7 ライフスタイルと健康

7・1 食事・栄養

　日本の疾病別の死亡（死因）順位は，悪性新生物（がん），心疾患，老衰，脳血管疾患であり，生活習慣病といわれる悪性新生物，心疾患および脳血管疾患が 60 ％以上を占めており，疾病の発生には生活習慣が大きく関係している．

　健康的な食習慣は生活に潤いを与え，質の高い豊かな生活を送ることにもつながる．

　食事・栄養に関しては，**健康増進法**（2002 年）と**食育基本法**（2005 年）に基づくさまざまな指針などが行政から公布され，対策がとられている．

表7・1　健康日本 21（第二次）における栄養・食生活に関する目標項目と目標値 [a]

目 標 項 目		目標値 （2022 年度）	策定時 （2013 年）
適正体重を維持している者の増加 〔肥満（BMI25 以上）， やせ（BMI18.5 未満）の減少〕	肥満者の割合 20〜60 歳代男性	28 ％	31.20 ％
	肥満者の割合 40〜60 歳代女性	19 ％	22.20 ％
	やせの者の割合	20 ％	20 歳代女性 29.0 ％
適切な量と質の食事をとる者の増加	主食・主菜・副菜を組合わせた食事が 1 日 2 回以上の日がほぼ毎日の者の割合の増加	80 ％	68.1 ％
	食塩摂取量の減少	8 g	10.6 g
	野菜摂取量の平均値	350 g	282 g
	果物摂取量 100 g 未満の者の割合	30 ％	61.4 ％
共食の増加 （食事を 1 人で食べる子どもの割合の減少）	朝食　小学生	減少傾向へ	15.3 ％
	朝食　中学生		33.7 ％
	夕食　小学生		2.2 ％
	夕食　中学生		6.0 ％
食品中の食塩や脂肪の低減に取組む食品企業および飲食店の登録数の増加	食品企業登録数	100 社	14 社
	飲食店登録数	30,000 店舗	17,284 店舗
利用者に応じた食事の計画，調理および栄養の評価，改善を実施している特定給食施設の割合の増加	管理栄養士・栄養士 を配置している施設の 割合	80.0 ％	70.5 ％

a)　出典: 厚生労働省ウェブサイト https://www.nibiohn.go.jp/eiken/kenkounippon21/kenkounippon21/mokuhyou.html#mokuhyou05 より.

コラム1　健康日本21

　1964年の東京オリンピック以降，健康や体力づくりについての国民の関心が高まり，国民の健康・体力増強策が国家政策として取上げられ，国民健康づくり対策として発展していった．米国の国民的健康政策である"Healthy People"を参考にした新しい健康政策として"健康日本21"が2000年からはじまった．"健康日本21"では，10カ年ごとに具体的目標を設定し，生涯を通しての健康づくりを推進している．"健康日本21"（第二次）（2013）では健康寿命の延伸と健康格差の縮小を基本方針として，健康を増進するための社会環境の整備により力を入れている．

表7・2　国民健康・栄養調査の調査項目[a)]

調査票	調査項目
身体状況	身　長
	体　重
	腹　囲
	血圧（収縮期血圧，拡張期血圧）
	血液検査
	問診（各種治療薬の使用の有無，糖尿病指摘・治療の有無，運動禁止の有無，運動習慣）
	四肢の筋肉量（60歳以上）
栄養摂取状況	世帯状況（生年月日，性別，妊婦・授乳婦別，仕事の種類）
	食事状況（家庭食・調理済み食・外食・給食・その他区分）
	食物摂取状況（料理名，食品名，使用量，廃棄量，世帯員ごとの案分比率）
	1日の身体活動量（歩数）
生活習慣	食生活
	身体活動
	休　養
	飲　酒
	喫　煙
	歯の健康

a)　出典: 厚生労働省ウェブサイト https://www.mhlw.go.jp/seisakunitsuite/bunya/kenkou_iryou/kenkou/topics/tp131106-1.html より作成．

7・1・1　健康増進を目指した食事・栄養に関する対策

　食事・栄養に関する健康づくり対策は，"健康日本21"（現在は第二次）（⇨コラム1）で提示されている栄養・食生活に関する目標（表7・1）達成を目指して進められている．"健康日本21"（2000年）を推進する法的基盤として"健康増進法"が制定された．

　健康日本21（第二次）（2013年）で設定した目標達成に向けてのおもな対策は以下のとおりである．

　a. 国民健康・栄養調査　　国民の身体状況，栄養摂取量および生活習慣の実態を明らかにし健康増進の施策づくりの基礎資料とするために，厚生労働省は健康増進法（第10条）に基づき国民健康・栄養調査（表7・2）を2003年以降毎年実施している．

　b. 日本人の食事摂取基準の設定　　国民健康・栄養調査の結果などから，健康の保持・増進を図るうえで摂取することが望ましいエネルギー（熱量）および栄養素の量を"日本人の食事摂取基準"として設定している（健康増進法第30条の2）．日本人の食事摂取基準は，各栄養素の，推定平均必要量，推奨量，目安量，耐用上限量，目標量（⇨コラム2）を示すもので，最新の研究成果を反映させて，2005年以降5年ごとに見直しが行われる．たとえば，ナトリウムの目標量では，高血圧予防の観点から，男性7.5 g/日，女性6.5 g/日に設定されている（⇨コラム3）．日本人の食事摂取基準（2020年版）の一部を表7・3に示す．

　c. 特定給食施設の設定　　特定かつ多数の者に対して継続的に食事を供給する施設のうち，栄養管理が必要とされる施設を特定給食施設とし，届出を義務化している（健康増進法第20条）．特定給食施設は"継続的に1回100食以上または1日250食以上の食事を供給する施設"とされ，学校，病院，各種福祉施設，給食センターなどが該当する．特定給食施設では管理栄養士をおくことが義務づけられている．

　d. 食品の栄養成分の表示　　2015年に，食品衛生法，JAS法（日本農林規格等に関する法律），健康増進法の3つの法律の食品の栄養成分表示を食品表示法に統一した（5章参照）．2020年より，食品の栄養成分表示も義務化した．熱量，タンパク質，脂質，炭水化物，ナトリウム（食塩相当量に換算したもの）を，定め

表7・3　日本人の食事摂取基準[a]　推定エネルギー必要量とエネルギー産生栄養素バランス

年齢など	推定エネルギー必要量 (kcal/日)		目標量（%）			
	男性[1]	女性[1]	タンパク質[2]	脂質		炭水化物[2]
				脂質[2]	飽和脂肪酸[2]	
0～11（月）	—	—	—	—	—	—
1～2（歳）	950	900	13～20	20～30	—	50～65
3～5（歳）	1300	1250	13～21	20～30	10 以下	50～65
6～7（歳）	1550	1450	13～22	20～30	10 以下	50～65
8～9（歳）	1850	1700	13～23	20～30	10 以下	50～65
10～11（歳）	2250	2100	13～24	20～30	10 以下	50～65
12～14（歳）	2600	2400	13～25	20～30	10 以下	50～65
15～17（歳）	2800	2300	13～26	20～30	8 以下	50～65
18～29（歳）	2650	2000	13～27	20～30	7 以下	50～65
30～49（歳）	2700	2050	13～28	20～30	7 以下	50～65
50～64（歳）	2600	1950	14～20	20～30	7 以下	50～65
65～74（歳）	2400	1850	15～20	20～30	7 以下	50～65
75 以上（歳）	2100	1650	15～20	20～30	7 以下	50～65
妊婦（初期）		＋ 50	13～20			
妊婦（中期）		＋ 250	13～20	20～30	7 以下	50～65
妊婦（後期）		＋ 450	15～20			
授乳婦		＋ 350	15～20			

†1　身体活動レベル II（ふつう）の値
†2　総エネルギーに占める割合（男女で共通）
a)　出典: 厚生労働省, "日本人の食事摂取基準"（2020 版）より.

られた表示方法により表示することを義務づけている（義務表示）. 飽和脂肪酸と食物繊維は推奨表示, $n-3$ 系脂肪酸, $n-6$ 系脂肪酸, コレステロールなどは任意表示とされている.

e. 食生活指針と食事バランスガイドの作成

2000 年に厚生労働省, 農林水産省, 文部科学省は, "食生活指針"を策定した. バランスのとれた食事内容の摂取（食行動）や, 食料の安定供給や食文化, 食環境も視野に入れた指針である.

食生活指針を具体的な行動に結び付けることができるよう, "1 日に何を, どれだけ食べたらよいのか"の目安をわかりやすく示したものとして, "食事バランスガイド"を 2005 年に厚生労働省と農林水産省は共同で提示した（図 7・1）.

コラム❷　日本人の食事摂取基準の基準指標

推定平均必要量（estimated average requirement: EAR）: 50 % の国民が必要量を満たすと推定される 1 日の摂取量. 栄養素の摂取不足を回避するための指標.

推奨量（recommended dietary allowance: RDA）: 大部分の人（97～98 %）が満たすと推定される 1 日の摂取量であり, 摂取不足を回避するために推定平均必要量を補助する指標.

目安量（adequate intake: AI）: 十分な科学的根拠がなく推定平均必要量および摂取量が算定できない栄養素などに設定された指標.

耐用上限量（tolerable upper intake level: UL）: この値を超えて摂取した場合の過剰摂取による健康障害を回避するための指標.

目標量（tentative dietary goal for preventing lifestyle related diseases: DG）: 生活習慣病の一次予防のために日本人が当面の目標とすべき摂取量.

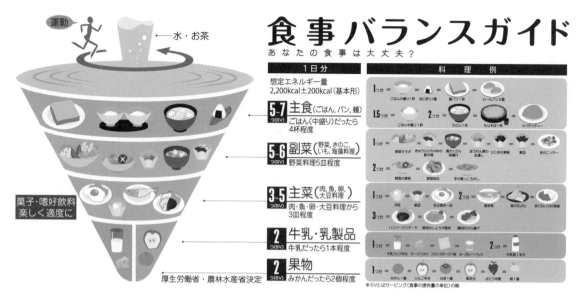

図7・1　食事バランスガイド　出典: 厚生労働省ウェブサイト https://www.mhlw.go.jp/bunya/kenkou/pdf/gaido-kihon.pdf

コラム 3　"ナトリウム"と食塩

高血圧に関連するのはナトリウムである．健康増進法に基づく食品の栄養表示基準では，ナトリウムの表示が義務づけられている．ナトリウムのおもな摂取源は，質量数 23 のナトリウム（Na）と質量数 35.5 の塩素（Cl）からなる食塩（塩化ナトリウム: NaCl）である．ナトリウム（g）に × 58.5/23 を乗じることで食塩の量を求めることができる．ナトリウムは，食塩以外にもナトリウム化合物の形でさまざまな食品に含まれている．食塩としてのみではなくナトリウムの摂取量に着目することが重要である．

7・1・2　食育 "食育基本法"

適切な食事のとり方や望ましい食習慣，食を通じた豊かな人間性などを育むことを食育という．

国民が生涯にわたって健全な心身を培い，豊かな人間性を育むための "食育" の推進を目的に 2005 年に "食育基本法" が制定された．食育基本法では，7 つの基本理念と 7 つの基本的施策が定められている（表 7・4）．これらを具現化するために，国，都道府県，市町村では "食育推進基本計画" を作成する必要がある．国が定めた第三次食育推進基本計画（2016 年）では，① 若い世代を中心とした食育の推進，② 多様な暮らしに対応した食育の推進，③ 健康寿命の延伸につながる食育の推進，④ 食の循環や環境を意識した食育の推進，⑤ 食文化の継承に向けた食育の推進の 5 つを重点課題としている．食育推進基本計画の目標および目標値を表 7・5 示す．

7・2　運　　動
7・2・1　身体活動（運動と生活活動）

生活習慣病の予防のための生活習慣として，食事・栄養とともに重要なものが運動である．食事と運動は，それぞれ活動エネルギーのインプットとアウトプットを担っている．

健康のための運動というと体力の維持・向上を目的として計画的・意図的に行う "運動" のみが着目されてき

表7・4　食育基本法の7つの基本理念と7つの基本的施策

基本理念	基本的施策
① 国民の心身の健康の増進と豊かな人間形成	① 家庭における食育の推進
② 食に関する感謝の念と理解	② 学校，保育所などにおける食育の推進
③ 食育推進運動の展開	③ 地域における食生活の改善のための取組みの推進
④ 子どもの食育における保護者，教育関係者などの役割	④ 食育推進運動の展開
⑤ 食に関する体験活動と食育推進活動の実践	⑤ 生産者と消費者の交流の促進，環境と調和のとれた農林漁業の活性化など
⑥ 伝統的な食文化，環境と調和した生産などへの配慮および農山漁村の活性化と食料自給率の向上への貢献	⑥ 食文化の継承のための活動への支援など
⑦ 食品の安全性の確保などにおける食育の役割	⑦ 食品の安全性，栄養その他の食生活に関する調査，研究，情報の提供および国際交流の推進

表7・5　第三次食育推進基本計画の目標項目と目標値 [a]

項　目	目標値 （2022年度）	2015年度
食育に関心をもっている国民の割合の増加	90％以上	75.0％
朝食または夕食を家族と一緒に食べる"共食"の回数の増加	週平均11回以上	週平均9.7回
地域などで共食したいと思う人が共食する割合の増加	70％以上	64.6％
朝食を欠食する国民の割合の減少（子ども）	0％	4.4％
朝食を欠食する国民の割合の減少（20～30歳代男性）	15％以下	24.7％
中学校における学校給食の実施率の増加	90％以上	87.5％
学校給食における地場産物を使用する割合の増加	30％以上	26.9％
学校給食における国産食材を使用する割合の増加	80％以上	77.3％
栄養バランスに配慮した食生活を実践する国民の割合の増加	70％以上	57.7％
栄養バランスに配慮した食生活を実践する若い世代の割合の増加	55％以上	43.2％
生活習慣病の予防や改善のためにふだんから適正体重の維持や減塩などに気をつけた食生活を実践している国民の割合の増加	75％以上	69.4％
ゆっくりよく噛んで食べる国民の割合の増加	55％以上	49.2％
食育の推進に関わるボランティアの数の増加	37万人以上	34.4万人
農林漁業体験を経験した国民の割合の増加	40％以上	36.2％
食品ロス削減のために何らかの行動をしている国民の割合の増加	80％以上	67.4％
地域や家庭で受け継がれてきた伝統的な料理や作法などを継承し伝えている国民の割合の増加	50％以上	41.6％
食品の安全性について基礎的な知識をもち，自ら判断する国民の割合の増加	80％以上	72.0％
食品の安全性について基礎的な知識をもち，自ら判断する若い世代の割合の増加	65％以上	56.8％
推進計画を作成・実施している市町村の増加	100％	76.7％

a) 農林水産省ウェブサイト https://www.maff.go.jp/j/syokuiku/plan/attach/pdf/3rd_index-2.pdf より作成.

た．しかし，1995 年に米国スポーツ医学会（American College of Sports Medicine: ACSM）が公表した"運動ガイドライン"では，安静時の活動に比べてエネルギーを消費する強度の高い生活活動にも健康への効果があることが示され，日本でも**運動**と**生活活動**を含む"**身体活動**"の概念が取入れられた．健康日本 21（第二次）においても身体活動の目標項目（3 項目）が設定され

表7・6　健康日本 21（第二次）で提案されている身体活動に関する目標[a]

目標項目		目標値（2022 年度）	策定時（2013 年）
日常生活における 1 日の歩数の増加	20 〜 64 歳　男性	9000 歩	7841 歩
	20 〜 64 歳　女性	8500 歩	6883 歩
	65 歳以上　男性	7000 歩	5628 歩
	65 歳以上　女性	6000 歩	4584 歩
運動習慣者の割合の増加	20 〜 64 歳　男性	36 %	26.3 %
	20 〜 64 歳　女性	33 %	22.90 %
	65 歳以上　男性	58 %	47.60 %
	65 歳以上　女性	48 %	37.60 %
住民が運動しやすいまちづくり・環境整備に取組む自治体の数		47 都道府県	17 都道府県

a)　出典: 厚生労働省ウェブサイト https://www.nibiohn.go.jp/eiken/kenkounippon21/kenkounippon21/mokuhyou.html#mokuhyou05 より.

表7・7　健康づくりのための身体活動基準[a]（厚生労働省　2013）

血糖・血圧・脂質に関する状況		身体活動（＝生活活動＋運動）		運動		体力（うち全身持久力）
検診結果が基準範囲内	65 歳以上	強度を問わず，身体活動を毎日 40 分（＝ 10 メッツ・時／週）	今より少しでも増やす（たとえば10分多く歩く）〔世代共通の方向性〕	—	運動習慣をもつようにする（30分以上の運動を週2日以上）〔世代共通の方向性〕	—
	18〜64 歳	3 メッツ以上の強度の身体活動を（歩行またはそれと同等以上）毎日 60 分（＝ 23 メッツ・時／週）		3 メッツ以上の強度の運動を（息が弾み汗をかく程度）毎週 60 分（＝ 4 メッツ・時／週）		性・年代別に示した強度での運動を約 3 分継続可
	18 歳未満	— 【参考】幼児期運動指針: 毎日 60 分以上，楽しく体を動かすことが望ましい		—		—
血糖・血圧・脂質のいずれかが保健指導レベルの者		医療機関にかかっておらず，"身体活動のリスクに関するスクリーニングシート"でリスクがないことを確認できれば，対象者が運動開始前・実施中に自ら体調確認ができるよう支援したうえで，保健指導の一環としての運動指導を積極的に行う.				
リスク重複者または受診勧奨者		生活習慣病患者が積極的に運動をする際には，安全面での配慮が特に重要になるので，かかりつけの医師に相談する.				

a)　出典: 厚生労働省ウェブサイト，全国厚生労働関係部局長会議 説明資料

（表7・6），"健康づくりのための身体活動基準"が厚生労働省により2013年に作成された（表7・7）．"健康づくりのための身体活動基準"では，身体活動の強さの単位としてメッツ（METs: metabolic equivalents of tasks）を用いる．座って安静にしている状態を1メッツとし，その状態の何倍に相当するかで身体活動（生活活動および運動）の強さを表す（表7・8，表7・9）．子どもから高齢者までの基準が設定されており，生活習慣病患者やその予備群および生活機能低下者に対する身体活動のあり方についても言及されている（表7・7）．

表7・8　生活活動のメッツ [a]

メッツ	3メッツ以上の生活活動の例
3.0	普通歩行（平地，67 m/分，犬を連れて），電動アシスト付き自転車に乗る，家財道具の片付け，子どもの世話（立位），台所の手伝い，大工仕事，梱包，ギター演奏（立位）
3.3	カーペット掃き，フロア掃き，掃除機，電気関係の仕事: 配線工事，身体の動きを伴うスポーツ観戦
3.5	歩行（平地，75～85 m/分，ほどほどの速さ，散歩など），楽に自転車に乗る（8.9 km/時），階段を下りる，軽い荷物運び，車の荷物の積み下ろし，荷づくり，モップがけ，床磨き，風呂掃除，庭の草むしり，子どもと遊ぶ（歩く / 走る，中強度）車椅子を押す，釣り（全般），スクーター（原付）・オートバイの運転
4.0	自転車に乗る（≒16 km/時未満, 通勤），階段を上る（ゆっくり），動物と遊ぶ（歩く / 走る，中強度），高齢者や障害者の介護（身支度，風呂，ベッドの乗り降り），屋根の雪下ろし
4.3	やや速歩（平地，やや速めに＝93 m/分），苗木の植栽，農作業（家畜に餌を与える）
4.5	耕作，家の修繕
5.0	かなり速歩（平地，速く＝107 m/分），動物と遊ぶ（歩く / 走る，活発に）
5.5	シャベルで土や泥をすくう
5.8	子どもと遊ぶ（歩く / 走る，活発に），家具・家財道具の移動・運搬
6.0	スコップで雪かきをする
7.8	農作業（干し草をまとめる，納屋の掃除）
8.0	運搬（重い荷物）
8.3	荷物を上の階へ運ぶ
8.8	階段を上る（速く）

メッツ	3メッツ未満の生活活動の例
1.8	立位（会話，電話，読書），皿洗い
2.0	ゆっくりした歩行（平地, 非常に遅い＝53 m/分未満, 散歩または家の中），料理や食材の準備（立位，座位），洗濯，子どもを抱えながら立つ，洗車・ワックスがけ
2.2	子どもと遊ぶ（座位，軽度）
2.3	ガーデニング（コンテナを使用する），動物の世話，ピアノの演奏
2.5	植物への水やり，子どもの世話，仕立て作業
2.8	ゆっくりとした歩行（平地，遅い＝53 m/分），子ども・動物と遊ぶ（立位，軽度）

a)　出典: 厚生労働省ウェブサイト https://www.mhlw.go.jp/content/000306883.pdf

さらに，厚生労働省は "健康づくりのための身体活動指針" を示している.

7・2・2　日本人の運動習慣

　国民健康・栄養調査の結果では，男女の1日平均歩数は年々減少傾向にあり，年齢の増加とともに歩数は減

表7・9　運動のメッツ [a]

メッツ	3メッツ以上の運動の例
3.0	ボウリング，バレーボール，社交ダンス（ワルツ，サンバ，タンゴ），ピラティス，太極拳
3.5	自転車エルゴメーター（30〜50ワット），自体重を使った軽い筋力トレーニング（軽・中等度），体操（家で，軽・中等度），ゴルフ（手引きカートを使って），カヌー
3.8	全身を使ったテレビゲーム（スポーツ・ダンス）
4.0	卓球，パワーヨガ，ラジオ体操第1
4.3	やや速歩（平地，やや速めに＝93 m/分），ゴルフ（クラブを担いで運ぶ）
4.5	テニス（ダブルス）*，水中歩行（中等度），ラジオ体操第2
4.8	水泳（ゆっくりとした背泳）
5.0	かなり速歩（平地，速く＝107 m/分），野球，ソフトボール，サーフィン，バレエ（モダン，ジャズ）
5.3	水泳（ゆっくりとした平泳ぎ），スキー，アクアビクス
5.5	バドミントン
6.0	ゆっくりとしたジョギング，ウェイトトレーニング（高強度，パワーリフティング，ボディビル），バスケットボール，水泳（のんびり泳ぐ）
6.5	山を登る（0〜4.1 kgの荷物を持って）
6.8	自転車エルゴメーター（90〜100ワット）
7.0	ジョギング，サッカー，スキー，スケート，ハンドボール*
7.3	エアロビクス，テニス（シングルス）*，山を登る（約4.5〜9.0 kgの荷物を持って）
8.0	サイクリング（約20 km/時）
8.3	ランニング（134 m/分），水泳（クロール，ふつうの速さ，46 m/分未満），ラグビー*
9.0	ランニング（139 m/分）
9.8	ランニング（161 m/分）
10.0	水泳（クロール，速い，69 m/分）
10.3	武道・武術（柔道，柔術，空手，キックボクシング，テコンドー）
11.0	ランニング（188 m/分），自転車エルゴメーター（161〜200ワット）

メッツ	3メッツ未満の運動の例
2.3	ストレッチング，全身を使ったテレビゲーム（バランス運動，ヨガ）
2.5	ヨガ，ビリヤード
2.8	座って行うラジオ体操

＊　試合の場合

a)　出典: 厚生労働省ウェブサイト https://www.mhlw.go.jp/content/000306883.pdf

少している（図7・2）．運動習慣ありの者の割合は，男女ともに20歳代が最低で，年齢の増加とともに増加している（図7・3）．

7・2・3　身体活動と生活習慣，生活環境の工夫

　身体不活動（座位など）の時間が，生活習慣病の発症に関与しているというエビデンスが蓄積されつつあり，身体活動量が低い者，特に身体不活動時間が長い者ほど生活習慣病の発症のリスクが高いことが示されている．身体活動や運動は，食事に比べ生きるための欲求として

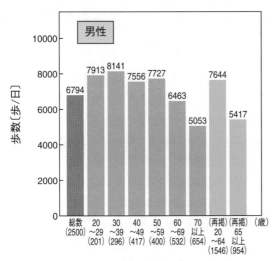
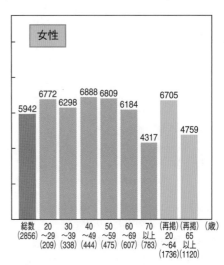

図7・2　性・年齢階級別の1日あたりの歩数の平均値　横軸の（　）内は人数．
出典: 2018年 国民健康・栄養調査

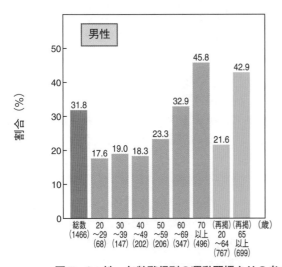
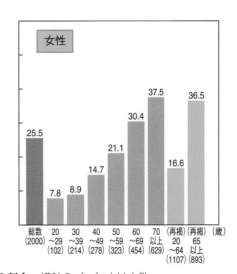

図7・3　性・年齢階級別の運動習慣ありの者の割合　横軸の（　）内は人数．
出典: 2018年 国民健康・栄養調査

の次元が低いため，身体活動に費やす時間は限られているのが現状であり，日常生活での行動を身体活動量が高い活動に置き換えていくことが必要とされる．座って行っていた活動を立って行うことや，ゆっくり歩きを速歩きに変えることで活動量が高くなる．行動を変えていくためには個々人の意識づけが必要である．最近では，身体活動量を増加させる環境を整える取組みが着目されている．たとえば，移動時にエレベーターを用いないようにするために，エレベーターを階段よりも遠い位置に設置し，かつ見えにくいようにするなど健康のことを考慮した建物づくりも先駆的な街では始まっており，環境面からの身体活動量増加のアプローチが増えていくことが予想される．

7・2・4　身体活動に関するトロント憲章

　2010 年の第 3 回国際身体活動公衆衛生会議において“身体活動のトロント憲章”が採択された．憲章では，身体活動は“人々の幸福，身体的・精神的健康の増進，疾病予防，社会的つながりや生活の質の改善，さらには，経済的利益をもたらし，環境の保全にも役立つ”と述べるとともに，“現代生活は身体活動の機会を減少させて，座位中心のライフスタイルを送る者を増加させやすくし，このことが健康面，社会面，経済面で好ましくない方向に人々を導いている”と述べ，身体活動を推進するために，

①　国家施策および行動計画の策定・実行
②　身体活動を支援する施策の導入
③　身体活動に重点を置いたサービスと財源の新たな方向づけ
④　対策のためのパートナーシップの構築

の 4 つの行動の枠組みと 9 つの指針（⇨ コラム 4）を示した．すべての国や地域が人々の身体活動を支援する政策的,社会的な取組みをすることが求められている．

7・3　睡眠・休養
7・3・1　睡眠の役割と機序

　睡眠は，食事，運動とならんで生活習慣の重要な要素の 1 つである．人々は生存期間の約 3 分の 1 を睡眠に費やし，健やかな睡眠は心身の健康維持に必要不可欠である．

コラム 4　トロント憲章における身体活動推進のための 9 つの指針

1. 科学的根拠に基づいた戦略を用いる．
2. 平等の戦略を用いる．
3. 身体的不活動に関連する要因の改善に取組む．
4. 持続可能な対策を関連部門で連携して実施する．
5. 研究，実践，政策，評価，調査の能力の向上を図る．
6. 子ども，家族，成人・高齢者のニーズに対応したアプローチを行う．
7. 政策決定者や社会に対して政策提言・支援活動を行う．
8. 多様性に配慮した戦略を用いる．
9. 個人の健康的な選択を促進する．

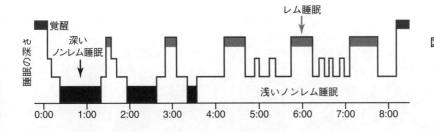

図7・4　一般的な睡眠パターン　出典: 厚生労働省Eヘルスネットより https://www.e-healthnet.mhlw.go.jp/information/heart/k-01-002.html

睡眠のおもな役割は，心と身体の疲労の回復である．睡眠中は，脳の情報・記憶の整理や定着が行われ，ストレスを軽減する精神的な効果があるといわれている．さらに，睡眠中の成長ホルモンの分泌や身体組織・臓器の修復により身体の疲労が回復している．

　睡眠は**レム睡眠**（⇨コラム**5**）と**ノンレム睡眠**の2つの睡眠からなり，2つの睡眠が約90分ごとに交互に周期的に現れ，一晩に5回程度繰返される（図7・4）．レム睡眠の持続時間は5〜30分であり，全睡眠の約25%を占める．レム睡眠中は交感神経が優位に働いており，脳は活発に活動して夢をみていることが多いといわれている．ノンレム睡眠は，睡眠の深さ（浅い眠り〜深い眠り）により4段階に分けられる（表7・10）．ノンレム睡眠では，副交感神経が優位な状態にあり，大脳は休息した状態となり，脳や身体の疲労回復を行っている状態である．ノンレム睡眠の持続時間は，90〜120分で，睡眠の後半になるにしたがって持続時間が短くなる．

7・3・2　睡眠時間と睡眠の質

　必要な睡眠時間は個人差があり，年齢によっても異なる．成人の1日に必要な睡眠時間は6時間から8時間が標準的といわれている．10歳までの小児の睡眠時間は長く，加齢とともに必要な睡眠時間は短くなるとされている．
　2019年の国民健康・栄養調査では，1日の平均睡眠

コラム5　レム睡眠
　睡眠中に急速な眼球運動（rapid eye movement）があることからREM（レム）睡眠とよばれる．

表7・10　ノンレム睡眠と眠りの特徴

睡眠段階	名　称	特　徴
ステージⅠ	入眠期	覚醒状態ではないが，問いかけに対して応答が可能
ステージⅡ	軽睡眠期	規則的な呼吸と軽い寝息がみられる
ステージⅢ	中等度睡眠期	問いかけでも目覚めない深い眠り
ステージⅣ	深睡眠期	目覚めさせるには強い刺激が必要な状態

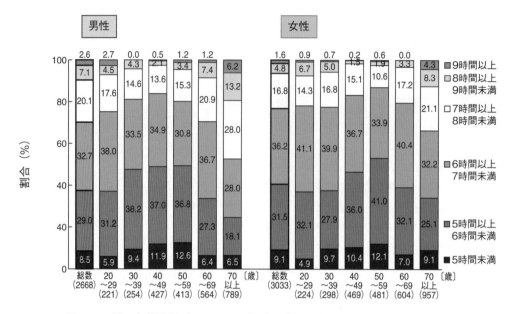

図7・5　性・年齢階級別の1日の平均睡眠時間　出典: 国民健康・栄養調査 2017. 横軸の（　）内数字は人数.

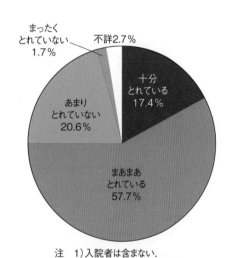

注　1）入院者は含まない.
　　2）熊本県を除いたものである.
　　　（2016年熊本地震発生）

図7・6　睡眠による主観的休養充足状況
出典: 国民生活基礎調査 2019 より.

時間（15歳以上）が男女ともに6時間以上7時間未満（いわゆる平均的な睡眠時間）の者は，男性が32.7％，女性が36.2％であった．一方で，睡眠が6時間未満の者は，男性37.5％，女性40.6％であった（図7・5）.

　睡眠の評価にあたっては，時間だけではなく睡眠の質の評価も重要であり，質評価の指標として自分の睡眠を振返る主観的評価法がある．2019年の国民健康・栄養調査によると，日中に眠気を感じたり，夜間の睡眠途中に目が覚めて困ったなどの睡眠の質に関して何らかの問題を抱えている者は，男性69.1％，女性70.0％であった．睡眠による休養が十分とれていない者も23.2％も存在している（図7・6）．長時間勤務やシフトワークの増加などの労働環境の変化だけでなく，SNSなどの普及に伴う生活スタイルの変化に伴い，睡眠時間が不足したり，睡眠の質について問題を抱えている者が増加している.

7・3・3　睡眠に関連した健康影響，疾病

　睡眠不足は日中の眠気をひき起こし，意欲の低下につながる．慢性的な睡眠不足は，脳の休息ができないことからくる集中力や注意力の低下，イライラ感の増強を招く.
　さらに，睡眠不足に伴い，高血圧をひき起こしやすくなること，食欲抑制ホルモンであるレプチンの分泌の低

下および食欲増進ホルモンであるグレリンの分泌の増加
に伴い肥満になりやすいこと，インスリンの分泌の低下
に伴う糖尿病の発症リスクあるいは糖尿病を悪化するな
どの身体的な健康影響にも関連する．

　また，うつ状態などの精神的な健康影響とも関連して
いる．

　睡眠に関連した疾病としては，**不眠症**（入眠困難や中
途覚醒が長期間続き，日常生活に支障を来す），**睡眠時
無呼吸症候群**（睡眠中に呼吸が止まったり浅くなったり
する），**過眠症**（日中に耐え難い眠気に襲われる）など
がある．

7・3・4　質の高い睡眠・休養のための施策

　睡眠・休養に関する話題が行政レベルで公的に取上げ
られるようになったのは 1978 年の第一次国民健康づ
くり運動からである．健康づくりの 3 要素（運動，栄
養，休養）の 1 つとして取上げられたことから始まる
が，第一次国民健康づくり運動では休養に関する指針な
どの具体的な施策の策定には至らなかった．

　1988 年にはじまった第二次国民健康づくり運動で
は，睡眠に関する具体的な施策として "健康づくりの
ための休養指針" が 1994 年に策定された．2000 年の
"健康日本 21" では，"休養・こころの健康づくり" と
して 9 分野の 1 つに含まれるようになった．"休養・こ
ころの健康づくり" の目標項目の中には，"睡眠による
休養をとれていない人の減少"，"睡眠確保のために睡
眠補助品やアルコールを使うことのある人の減少" の 2
つの目標値が示された．健康日本 21 において目標項目
であった "睡眠確保のために睡眠補助品（⇨コラム **6**）
やアルコールを使うことのある人の減少" については，
10 年間で 14.1 % から 19.5 %（2012 年）と数値は悪
化している．

　健康日本 21（第二次）では，健康日本 21 からひき
続き "睡眠による休養を十分とれていない者の割合の
減少" が目標項目としてあげられている．この目標は，
2012 年時点で 15.6 % だったものを 2022 年までには
15 % に下げることを目指している．

7・3・5　健康づくりのための睡眠指針

　2003 年に，睡眠に関する最初の指針 "健康づくりの

コラム 6　睡眠補助品等

　睡眠補助品は，眠りを助けるための睡眠
薬や精神安定剤のことを指す．一方で，睡
眠に関する国民の関心の高さから，睡眠に
関連するアミノ酸や乳酸菌を含有するサプ
リメントも市販されている．

表7・11 健康づくりのための睡眠指針（厚生労働省，2014—睡眠 12 箇条）

1. 良い睡眠で，からだもこころも健康に	7. 若年世代は夜更かし避けて，体内時計のリズムを保つ
2. 適度な運動，しっかり朝食，ねむりとめざめのメリハリを	8. 勤労世代の疲労回復・能率アップに，毎日十分な睡眠を
3. 良い睡眠は，生活習慣病予防につながります	9. 熟年世代は朝晩メリハリ，ひるまに適度な運動で良い睡眠
4. 睡眠による休養感は，こころの健康に重要です	10. 眠くなってから寝床に入り，起きる時刻は遅らせない
5. 年齢や季節に応じて，ひるまの眠気で困らない程度の睡眠を	11. いつもと違う睡眠には，要注意
6. 良い睡眠のためには，環境づくりも重要です	12. 眠れない，その苦しみをかかえずに，専門家に相談を

ための睡眠指針—快適な睡眠のための 7 箇条”が厚労省から提示された．健康日本 21（第一次）において取上げられた“睡眠確保のために睡眠補助品やアルコールを使うことのある人の減少”という目標値が改善されなかったことから，睡眠に関する正しい知識の普及の必要性があるとされ，睡眠に関する科学的根拠に基づき，ライフステージ・ライフスタイル別の新しい“健康づくりのための睡眠指針 2014—睡眠 12 箇条”が 2014 年に策定された（表 7・11）．

7・4 喫　煙
7・4・1 喫煙の健康影響

　たばこの煙には 5000 種類以上の化学物質が含まれているとされており，国際がん研究機関（International Agency for Research on Cancer: IARC）では，約 70 種の化学物質に発がん性があることを報告している．疫学調査によって，喫煙の健康への影響は明らかにされているが，個々の有害物質の体内でのメカニズムについては解明されていない．喫煙に伴う低出生体重児（⇨ 4 章コラム **4** 参照）や早産などについても明らかにされている．

　紙巻たばこの煙に含まれるおもな有害物質は，**ベンゼン**や**ホルムアルデヒド**，**ニコチン**，**一酸化炭素**などであり，喫煙が，がん（特に肺がん），虚血性心疾患，心筋梗塞，脳卒中，慢性閉塞性肺疾患（COPD），糖尿病，関節リウマチ，認知症など多くの疾病の発症リスクを高

表7・12 IARC の発がんリスクの分類[a]

グループ	分類基準	該当する物質など	例
1	ヒトに対する発がん性がある Carcinogenic to humans	122	喫煙（能動，受動）・たばこ煙 加工肉，ダイオキシン アルコール飲料 紫外線，太陽光 ホルムアルデヒド ヘリコバクター・ピロリ
2A	ヒトに対する発がん性がおそらくある Probably carcinogenic to humans	93	アクリルアミド 赤 肉 概日リズムを乱すシフト制労働 理容・美容労働 熱い飲み物
2B	ヒトに対する発がん性がある可能性がある Possibly carcinogenic to humans	319	鉛，ガソリン クロロホルム 漬 物 ガソリンエンジン排ガス ドライクリーニング労働
3	ヒトの発がん性について分類できない Not classifiable as to its carcinogenicity to humans	501	カフェイン コーヒー，お茶 コレステロール 蛍光灯 静電気（静電界）

a) Agents Classified by the IARC Monographs, Volumes 1- 132 より作成（2022 年 7 月 20 日現在）.

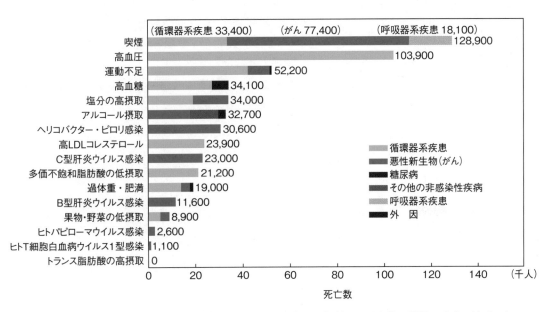

図7・7 生活行動などに伴う生活習慣病（NCDs：非感染性疾患）の死亡数の推計 出典: N. Ikeda et al., PLoS Med., 9(1), e 1001160. (2012) より.

コラム🛮　IARC の発がんリスク分類

　国際がん研究機関（International Agency for Research on Cancer, IARC）は，有害物質の曝露に関する疫学研究をもとに発がんのリスクに関する区分を作成している．"喫煙"，"受動喫煙"，"たばこ煙"をグループ1（ヒトにおける発がん性がある）としている．

コラム🛯　喫煙率―国民健康・栄養調査における喫煙率の定義の変遷

　1995〜2002 年は"現在喫煙している"と回答した者の割合

　2003〜2010 年は"現在習慣的に喫煙している者（これまで合計 100 本以上または 6 カ月以上たばこを吸っている（吸っていた）者のうち，"この 1 カ月間に毎日またはときどきたばこを吸っている"と回答した者）"の割合

　2011 年以降はこれまで習慣的にたばこを吸っていたことがある者のうち，"この 1 カ月間に毎日またはときどきたばこを吸っている"と回答した者の割合

めることが明らかにされている．IARC による発がんのリスク分類（4 段階に分類，表 7・12）では，"喫煙とたばこ煙"はグループ1（ヒトに対する発がん性がある）に分類されている（⇨コラム🛮）．

　ニコチンには依存性があるとされている．ニコチンの血中濃度は喫煙約 5 分後に最大となり，その後急激に低下する．血中濃度を一定に維持するために喫煙を続けることによりニコチン依存症となる．一酸化炭素は，酸素よりも血中のヘモグロビンと結合しやすいため，酸素とヘモグロビンとの結合を阻害し酸欠状態をひき起こす．喫煙は，日本人の死亡に最も影響する生活行動とされている（図 7・7）．

7・4・2　日本人の喫煙行動と禁煙対策

　国民健康・栄養調査によると，日本人の喫煙率（⇨コラム🛯）は 16.7 % であり，男性 27.1 % , 女性 7.6 % である（2019 年，図 7・8）．男女とも喫煙率は年々減少傾向にある．喫煙者の減少の要因として，2003 年の"健康増進法"の施行，2006 年の**禁煙治療**（禁煙補助薬ニコチンパッチなど）の保険適用，たばこ税・価格のひき上げ（2003 年，2006 年，2010 年，2020 年）などの対策があげられる．WHO は 1988 年に，5 月 31 日を"世界禁煙デー"と定め，日本では 1992 年に，5 月 31 日から 1 週間を**"禁煙週間"**として定めた．

　禁煙治療薬として貼付薬のニコチンパッチと経口薬のバレニクリン（健康保険適用）がある．一般医療用医薬品（禁煙補助薬）としてニコチンガムとニコチンパッチが市販されている．

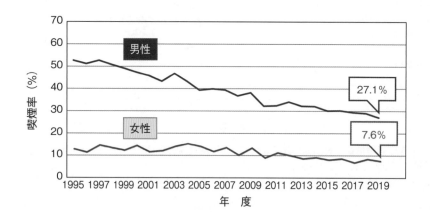

図 7・8　日本人の喫煙率の推移　国民健康・栄養調査（2019 年）より作成．

7・4・3　受動喫煙の健康影響と対策

　たばこの煙には，喫煙者本人が直接吸い込む煙（主流煙）と，たばこの先端から立ち上がる煙（副流煙）がある．フィルターを通さない**副流煙**には，主流煙よりも有害物質が高濃度で含まれている．副流煙や喫煙者の吐き出した煙を吸わされることを受動喫煙という．受動喫煙の健康影響として，肺がん，虚血性心疾患，脳卒中，乳幼児突然死症候群（SIDS）の発症リスクが高まることが明らかにされている．受動喫煙による死亡者は年間約1万5000人と推計されている（国立がんセンター，2016年）．

　2003年の"健康増進法"により**受動喫煙防止対策**がとられ，2018年には施設の種類や場所ごとの受動喫煙防止対策（⇨コラム**9**），2019年には，学校，病院，薬局，児童福祉施設，行政機関（第一種施設）での敷地内喫煙が禁止され，2020年にはホテル・旅館，飲食店，旅客鉄道などの多数の者（2名以上）が利用する施設（第二種施設）での原則屋内禁煙が義務化された．

7・4・4　新型たばこ

　新型たばこ（加熱式たばこ，電子たばこ）の登場で喫煙行動が変化している．加熱式たばこは，たばこの葉を含む専用スティックを加熱し発生した蒸気（エアロゾル）を吸引するたばこである．電子たばこは，吸引器に専用の液体（リキッド）を入れ，加熱器で熱し，発生したエアロゾルを吸い込む．たばこの葉を使用している加熱式たばこは"たばこ事業法"上，たばこに分類され，電子たばこは，たばことして分類されていない．新型たばこによる喫煙者本人や受動喫煙に伴う健康影響に関しては現在，明らかにされていない．

7・5　飲　　酒
7・5・1　飲酒と健康リスク

　酒税法では，酒は"アルコール（エチルアルコール）分1度以上の飲料"と定められている（度は，アルコールの体積濃度を%で表示したもの）．原材料や製法によりビールや日本酒，ウィスキーなど数多くの種類があり，種類によってアルコール濃度が異なる（⇨コラム**10**）．飲酒による"酔い"は，アルコールが血中に吸収されたことで生じる．

コラム9　喫煙専用室

　たばこの煙の分流を管理することで喫煙を認める場合もある．施設内での喫煙を認める場合には喫煙専用室などを設置する必要がある．喫煙専用室には標識の提示，室外への煙流出防止，20歳未満の立ち入り禁止などが規定されている．

コラム10　アルコール濃度について

　純アルコール量とは，飲酒した酒に含まれるアルコール（エチルアルコール）の量で，飲酒量から次式によりおおよその量を算出することができる．純アルコール量で比較すれば，酒の種類などを考えずに，影響が推定できる．

摂取した純アルコール量（g）
= 飲酒量（mL）× 酒の度数 × 0.8（アルコールの比重）

表　各酒のアルコール度数と相当量[†]

種類	アルコール度数	酒の量
日本酒	15%	1合　180 mL
ビール	5%	500 mL
焼酎	25%	グラス半分 100 mL
ウイスキー	43%	ダブル1杯 60 mL
ワイン	14%	小グラス1杯 180 mL
チューハイ	7%	350 mL

†　日本酒1合（180 mL，アルコール量約22 g）に相当する各酒の量

アルコールには高揚感，爽快感，気分を良くさせるなどの効果がある一方で，血液中のアルコール濃度が高くなると悪心・嘔吐，歩行困難，昏睡状態などの障害をひき起こす（図7・9）．長期間にわたる多量の飲酒は，アルコール性肝障害，高血圧，不整脈，虚血性心疾患（狭心症，心筋梗塞），脳血管疾患（脳出血，脳梗塞）などの循環器障害，膵炎，糖尿病，上部消化管（口腔，咽頭，喉頭，食道，胃）のがんなど，全身の臓器の健康障害・リスクを高めることが明らかにされている．

アルコール摂取量と健康リスクとの関係（量反応関係）は，図7・10に示す4つのパターンがある．高血圧，高脂血症，乳がんなどは，飲酒量と健康リスクとの間には直線的な関係（①，②）があり，肝硬変は飲酒量が少ない場合の健康リスクは小さいが，飲酒量がある量を超えるとリスクが急激に高まる（③）．虚血性心疾患や死亡は，少量の飲酒ではリスクは低く，飲酒量が増えるにつれ，リスクが曲線的に高くなる（**J字型曲線**④）．

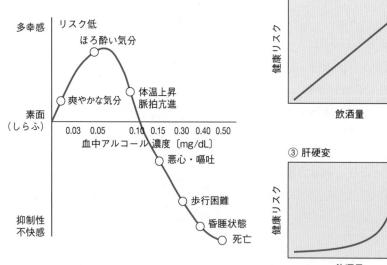

図7・9　血中アルコール濃度と身体症状
出典: alcohol problems and solutions: https://www.alcoholproblemsandsolutions.org/bipha-sic-curve-shows-how-alcohol-affects-us/
公益社団法人アルコール健康医学協会: http://www.arukenkyo.or.jp/health/base/index.html より作成.

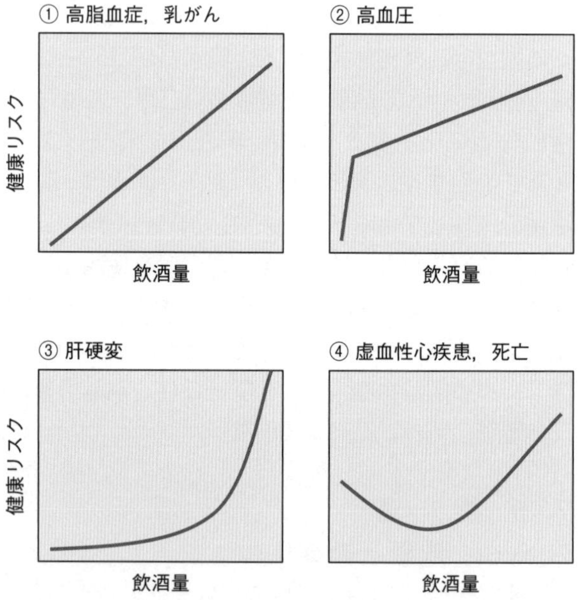

図7・10　アルコール飲酒量と健康リスク　出典: 樋口進 著"成人の飲酒実態と関連問題の予防について"厚生労働省ウェブサイト，独立行政法人国立病院機構　久里浜アルコール症センター https://www.mhlw.go.jp/topics/tobacco/houkoku/061122b.html，および国立がん研究センターウェブサイト，"飲酒と死亡リスク" https://epi.ncc.go.jp/can_prev/evaluation/2604.html より.

7・5・2 "健康日本21"における飲酒に関する目標

"健康日本21（第二次）"では，2022年までに，2010年の目標値（健康日本21）に比べて ① 生活習慣病のリスクを高める量（純アルコール換算で男性40 g/日以上，女性20 g/日以上）を飲酒している者の割合を15 % 削減すること，② 未成年者の飲酒と③ 妊娠中の飲酒を2022年までにゼロにすることを目標として掲げている（表7・13）．未成年者は，血中アルコールの分解能力が成人に比べて低く，身体の健全な成長の妨げになると考えられ，飲酒は法的に禁止されている．妊娠女性の飲酒は，胎児性アルコール症候群（アルコールによる低出生体重児，奇形や脳障害など）のリスク要因の一つとされており，胎児の健全な発達，成長の障害になる．

"健康日本21"に提示されている生活習慣病のリスクを高める量や節度ある適度な量は，図7・10のJ字型曲線（④）の量反応関係をもとに算出されている．

7・6 ドラッグ

7・6・1 薬物乱用と依存

日本では**覚醒剤，麻薬，大麻（マリファナ）**などの依存性のある薬物（依存性薬物）に対して，使用や所持が法律（"覚醒剤取締法"，"麻薬及び向精神薬取締法"，"大麻取締法"，"あへん法"）によって規制されている（表7・14）．法に違反して，薬物を使用する行為を，"乱用"という（未成年者の喫煙（§7・4）や飲酒（§7・5）も法律で禁止されており，喫煙または飲酒をした場合は，"乱用"にあたる）．依存性薬物は，中枢神経系に作用し大脳などを直接刺激する．依存性薬物の乱用により快感や高揚感を体験し，それを繰返すことで"その薬物の使用をやめようとしても，簡単にやめることができない状態"を依存という．

依存の種類は，① **精神的依存**と② **身体的依存**に分けられる．薬物に対する強い欲求（渇望）を自己でコントロールできない状態が精神的依存であり，薬物乱用を中断した場合に，手の震えや幻覚などの身体的異常（離脱症状）が生じた状態を身体的依存という．依存状態になると，薬物を入手することに固執した薬物探索行動をひき起こす．乱用を繰返すことにより身体的および精神的な不調症状（幻覚や妄想など）が出現した状態は薬物（慢性）中毒であり，覚醒剤精神病などがその代表であ

表7・13　健康日本21 "アルコール"目標

健康日本21（第二次）2013～2022年の目標

① 生活習慣病のリスクを高める量を飲酒している者の割合の減少
（1日当たりの純アルコール摂取量が男性40 g以上，女性20 g以上の者）

	目標値（2022年）	2019年度
男性	13.0 %	14.9 %
女性	6.4 %	9.1 %

② 未成年者の飲酒をなくす
（調査前30日間に1回でも飲酒した者の割合）

	目標値（2022年）	2017年度
男性（中学3年生）	0 %	3.8 %
男性（高校3年生）	0 %	10.7 %
女性（中学3年生）	0 %	2.4 %
女性（高校3年生）	0 %	8.1 %

③ 妊娠中の飲酒をなくす

目標値（2022年）	2013年度
0 %	4.3 %[†]

† 2010年時点は8.7 %

表7・14　日本における薬物規制法

名称		規制法
覚醒剤	メタンフェタミン アンフェタミン	覚醒剤取締法
麻薬系	あへん	あへん法
	モルヒネ ヘロイン	麻薬及び 向精神薬取締法
	コカイン	
	LSD MDMA MDA	
大麻	乾燥大麻 大麻樹脂 液状大麻	大麻取締法
指定薬物	合成薬物など	薬機法[†]

† 医薬品，医療機器等の品質，有効性及び安全性の確保等に関する法律

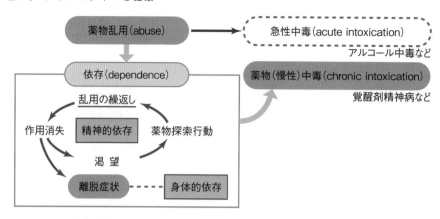

図7・11　薬物依存の形成　厚生労働省，ご家族の薬物問題でお困りの方へ（家族読本）をもとに改変.

LSD: リゼルギン酸ジエチルアミド
MDMA: 3,4-メチレンジオキシメタンフェタミン
MDA: 3,4-メチレンジオキシアンフェタミン
THC: テトラヒドロカンナビノール

る（図7・11）. 治療などによって，慢性中毒の症状が治まっても，薬物依存が治まったとは限らないことを念頭に入れて支援していく必要がある.

7・6・2　乱用されるおもな薬物

乱用されるおもな薬物としては，覚醒剤，麻薬，大麻，危険ドラッグ，有機溶剤（シンナー，トルエンなど）がある.

メタンフェタミンやアンフェタミンなどの**覚醒剤**は，ドーパミンの放出を増強させ興奮作用がある. 乱用により，爽快感・高揚感・活力の増加などがみられるが，血中濃度が低下すると脱力・疲労・感情の落ち込みなどを生じる.

麻薬は，① あへんアルカロイド系のモルヒネやヘロイン，② コカアルカロイド系のコカイン，③ 化学的に合成されるLSDやMDMA，MDAの合成麻薬に大別される. あへん系麻薬は，中枢神経を抑制する作用があり，乱用すると強い陶酔感を覚える. コカインには，覚醒剤と同様に中枢神経を興奮させる作用があるが，効果の持続時間は覚醒剤よりも短いとされる. 合成麻薬は，中枢神経系を興奮させ，LSDは幻視作用があり，MDMA，MDAは覚醒剤と同様に多幸感，他人に対する親近感が増加するとされるが，不安，不眠などの症状が出現する場合もあり，強い精神的依存性をもつ.

大麻（マリファナ）は，大麻草とその製品である. 大麻に含まれるおもな成分のTHCには幻視作用がある. 一方で，麻薬の中には，"麻薬及び向精神薬取締法"で，

医療領域において鎮痛や麻酔などの目的で使用されるものもある. たとえば, モルヒネやヘロインのようにケシから生成される麻薬性鎮痛薬のオピオイドや鎮静薬のベンゾジアゼピンやバルビツールなどである (⇨コラム**11**, **12**).

　近年, 規制合成麻薬である LSD や MDMA と似た化学物質で, 同様の薬理作用をもった製品が流通するようになった. これらの薬物は指定薬物 (危険ドラッグ) として "医薬品医療機器等法 (薬機法)" で規制されている (表 7・14).

7・6・3 薬物依存からの回復

　薬物依存症の回復過程は, ① 薬物によって疲弊した身体が正常化する "身体の回復", ② 薬物による幻覚・妄想がなくなり, 思考力や記憶力が正常化する "脳の回復", ③ 依存症によって歪んでしまった考え方, 感じ方, 生活習慣が正常化する "心の回復", ④ 依存症によって壊れた人間関係が修復され, 周囲からの信頼をとりもどす "人間関係の回復" の 4 つの段階からなる (図 7・12).

　身体と脳の回復段階 (Ⅰ 期治療) は, 医療機関において中毒症状や離脱症状に対する治療を行う必要がある. その後の治療 (Ⅱ期治療) は, 本人の治療への意思・希望が重要であり, 医療機関だけではなく精神保健福祉センター, リハビリテーション施設, 自助グループなどの地域資源が長期的な回復を支える機関として連携を図り支援を行っている (⇨コラム**13**).

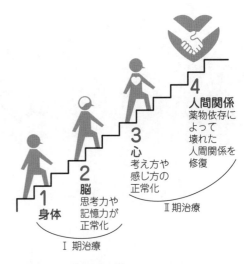

図 7・12　薬物依存症からの回復の 4 段階
出典：厚生労働省薬物依存ハンドブックより作成.

> **コラム⓭　ハームリダクション (harm reduction)**
>
> 　薬物使用に伴うダメージを減らすことを目標とし, 合法・違法にかかわらず精神作用性物質の使用により生じる健康・社会・経済上の悪影響を可能な限り減少させることを目的とする政策・プログラムとそのアプローチのことをハームリダクションという. ハームリダクションは, 薬物使用者, 家族, コミュニティが, 寛容さをもって問題を軽減する現実的な政策・プログラムであるとされているが, 日本の薬物政策においては, 現在採用されていない.

8 日本の社会保険制度

日常生活で起こる疾病やけが，火災，地震などの自然災害といった不測の事態に備え，個人や雇用主があらかじめ保険料を支払い，事態が発生した場合に必要な給付を行う制度を保険といい，国や地方自治体がかかわる公的な社会保険と民間の保険会社の保険がある．公的社会保険には表8・1に示す医療保険，介護保険，年金保険，雇用保険，労災保険の5つの保険制度がある．

8・1 公的医療保険制度
8・1・1 公的医療保険制度（医療保険）の特徴

疾病・けがやそれに伴う休業，死亡などの事態に備える医療保険は，"**国民皆保険**，すなわちだれもが公平に必要な医療が受けられるように，すべての国民が表8・2に示すいずれかの保険に加入すること（強制加入）"，"自分がかかりたい医療機関を自由に選択することができる（**フリーアクセス**）"および，"患者の受取るものは現金ではなく，医療そのものである（現物給付）"が特徴である．日本の国民皆保険は，世界に誇る医療保険制度で，1961年に達成された．国民皆保険制度を安定的に堅持し，国民の安全・安心な暮らしを保障するために，医療費の財源の一部として図8・1に示すように

表8・1 5つの社会保険の概要

医療保険	疾病やけがをしたときのための保険
介護保険	加齢に伴う介護生活を支えるための保険
年金保険	老後の生活を支えるための保険
雇用保険	雇用されている者が失業したときの保険
労災保険	業務上または通勤による負傷・疾病・障害・死亡したときの保険

表8・2 医療保険の種類と対象

保険の種類		被保険者	保険者	法規
被用者保険	健康保険	おもに中小企業の労働者とその家族	全国健康保険協会（協会けんぽ）	健康保険法
		おもに大企業の労働者とその家族	健康保険組合（組合健保）	
	共済保険	公務員，私立学校職員とその家族	各共済組合	各共済組合法
	船員保険	船員とその家族	全国健康保険協会	船員保険法
国民健康保険		特定業種（医歯業，弁護士，酒屋など）の自営業者	国民健康保険組合	国民健康保険法
		上記以外の一般住民	都道府県および市町村	
後期高齢者医療保険		75歳以上および65歳から74歳の一定の障害をもつ者	後期高齢者医療広域連合	高齢者の医療の確保に関する法律

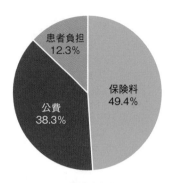

図8・1　国民医療費の財源
（2019年度 社会保障統計）

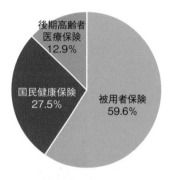

図8・2　医療保険制度への加入割合
（2016年 厚生労働省保険局調査）

コラム① 被保険者，保険者，被用者
・被保険者: 保険に加入し必要な給付を受けることができる者
・保険者: 医療保険の運営主体
・被用者: 労働契約に基づき使用者（雇用主）から賃金を受取り労働に従事する者（労働者）

コラム② 高齢者の医療の確保に関する法律
　高齢期における適切な医療を確保するために，医療費適正化，後期高齢者医療制度，前期高齢者医療費財政調整などを規定した法律である．1982年に制定された老人保健法が2008年に法律名変更を含む大改正が行われた．75歳以上の老人医療は本法が定める後期高齢者医療制度へ，老人保健法で行われていた保健事業は健康増進法へ移行した．

公費（税金）が投入されている．

8・1・2 医療保険の種類

　医療保険は，"被用者保険"，"国民健康保険"，"後期高齢者医療保険"に大別され，職業や年齢により加入する保険の種類は異なる（表8・2）．

　各医療保険の加入者の割合は，被用者保険約6割，国民健康保険約3割，後期高齢者医療保険約1割である（2016年3月）（図8・2）．

　a. 被用者（⇨コラム①）保険　就労者とその扶養家族を対象としたもので，健康保険，共済保険，船員保険（船員を対象とする）がある．

　1）健康保険: 中小企業が加入している全国健康保険協会（保険者）が運営する保険（以下，協会けんぽ）と，大企業の各健康保険組合（保険者）が加入している健康保険組合が運営する組合管掌保険（以下，組合健保）がある．

　2）共済保険: 国家公務員が加入する国家公務員共済保険，地方公務員が加入する地方公務員共済保険，私立学校の教職員が加入する私立学校教職員共済保険がある．

　b. 国民健康保険　同じ地域に住む人々や特定の職業・業種の人々が保険者としての保険集団（組合）をつくり運営している保険であり，市町村国民健康保険と国民健康保険組合が運営する国民健康保険がある．市町村国民健康保険は，農業や自営業を営んでいる者，無職の者などが加入する医療保険である．国民健康保険組合は，医師，歯科医師，弁護士，理容師などの特定の職種の自営業者が加入し，全国単位または都道府県別に運営されている．

　c. 後期高齢者医療保険　高齢者に対する医療は"高齢者の医療の確保に関する法律"に基づいて行われる（⇨コラム②）．後期高齢者（75歳以上）および65歳以上75歳未満で一定の障害をもつ者を対象とした医療保険で，都道府県ごとに，すべての市町村が参加する後期高齢者医療広域連合（保険者）が運営主体となっている．

　d. 公費負担医療　特定の疾病や病態下にある対象者に対して，医療費の全部または一部を，保険ではなく国あるいは地方自治体が公費により負担する制度である．"生活保護法"（1950年）に基づく生活保護対象者，

"原子爆弾被爆者に対する援護に関する法律"（1994年）に基づく原爆被爆者，"障害者の日常生活及び社会生活を総合的に支援するための法律（障害者総合支援法）"（2005年）に基づく障害者，"難病の患者に対する医療等に関する法律"（2014年）に基づく難病患者が該当する．

8・1・3 保険診療の仕組み

医療機関を受診すると，患者（被保険者）は，医療保険制度の給付（サービス）として医療行為（治療，検査など）を受ける．医療機関が被保険者に提供した医療行為に対する医療費は，診療報酬と患者の自己負担によって支払われる．

a. 医療保険制度により患者など（被保険者）に給付（サービス）される内容　医療保険の給付（サービス）は，医療給付（現物給付）と現金給付がある．

医療給付（現物給付）は，疾病や負傷に関連した診察，薬剤または治療材料の支給，処置・手術その他の治療，居宅における療養上の管理およびそれに伴う世話，入院およびその療養に伴う世話，その他看護に関わるサービスである．人間ドックなどの健康診断，予防接種，正常分娩，美容整形などは給付の対象にならない．

現金給付としては，傷病手当金，出産手当金，出産育児一時金，埋葬料がある．

b. 医療費の財源　医療費は，保険料（被保険者および事業主が負担），公費（国および地方自治体が負担），患者が負担しており負担割合（財源割合）は，それぞれ約49.4％，約38.3％，約12.3％である（図8・1，2019年）．

c. 診療報酬　医療費のうち，患者が2割あるいは3割を医療機関の窓口で支払い，残りの8割あるいは7割は，公費あるいは保険料から診療報酬（⇨コラム❸）として支払われる．

医療機関が行った保険診療（⇨コラム❹）に対する支払い（診療報酬）は，個別の出来高払いあるいは診断群別包括支払い（DPC，⇨コラム❺）によって行われる．

診療報酬の支払いが適正に行われるように，審査支払機関（社会保険診療支払基金や国民健康保険団体連合会）が，医療機関の提出した診療報酬の請求明細書（レセプト）を定期的に審査をしている．

コラム❸　診療報酬における看護サービスの取扱い

医療施設における看護サービスに対する診療報酬は，入院基本料の一部として支払われる．入院基本料は，入院患者の重症度，看護必要度，入院患者の平均在院日数などに沿って評価される．一般病棟の入院基本料は，看護師の配置が"7：1"の場合に最も高くなる．

コラム❹　保険診療と自由診療

自由診療は健康保険や診療報酬が適用されない診療のことで，最先端の医療技術を利用できる診療も含まれる．保険診療とは異なり料金が定められておらず，高額な自由診療費となる場合がある．しかし，保険診療より高い効果が期待できるとされている治療薬・治療法を受けることが可能となる．

コラム❺　DPC

diagnosis ＝（診断），procedure ＝（治療・処置），combination ＝（組合わせ）

患者の病態と提供する診断，治療・処置の組合わせにより群別化したもので"診断群分類"とよぶ．

病名や診療内容に応じて群別化された分類に従って，定められた1日当たりの定額の点数で入院診療費が計算される．

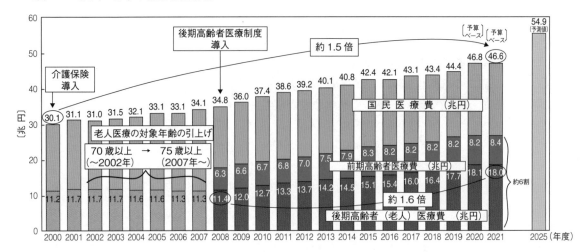

図 8・3　国民医療費の動向　出典: 財務省 財政制度等審議会 財政制度分科会 2021 年 4 月 15 日開催 財務省 配布資料　https://www.mof.go.jp/about_mof/councils/fiscal_system_council/sub-of_fiscal_system/ proceedings/material/zaiseia20210415/02.pdf および厚生労働白書 (2021 年版) より.

表 8・3　医療費の患者の自己負担

70 歳以上	2 割
70 歳以上で現役並みの所得の ある者	3 割
6 歳以上 70 歳未満	3 割
6 歳未満 (義務教育就学前)	2 割

d. 医療費の患者負担　　医療費の患者 (自己) 負担額は, 患者の加入している保険の種類とは関係なく, 年齢および所得によって表 8・3 のように定められている.

8・1・4　国民医療費の動向

国民医療費 (診療費, 調剤費, 訪問看護療養費など) は年々増加しており, 2019 年度には約 44.4 兆円に達し (図 8・3), 国民所得比で 11.06 % となっている. 65 歳以上の高齢者の医療費が 60 % を占めており, 75 歳以上の後期高齢者の医療費は 2025 年度には 50 % を占めるとされている. 国民 1 人当たりの医療費は, 35 万 1800 円と推計されており, 公的医療保険制度を安定的に堅持していくために, 健康増進, 健康寿命の延伸や一般病院の病床数の見直し, 施設医療から在宅医療へのシフトなどが進められている.

8・2　介 護 保 険 制 度
8・2・1　介護保険の目的と基本理念

介護保険制度は, **"介護保険法"** (1997 年公布) により, 2000 年から施行されている.

人口の高齢化や核家族化が進み, 介護を必要とする高齢者の増加, 介護期間の長期化などに対応するために, 高齢者の介護を社会全体で支え合うことを目的とした制度である. 高齢者の自立支援を基本的な理念としており, 要支援・要介護状態に該当する被保険者は多様な保

健医療福祉サービスの中から，自分の受けたいサービスを選択し受けること（給付）ができる.

8・2・2　介護保険の仕組みの概要

a. 介護保険の財源　介護保険の財源は，税金50％と被保険者が納める保険料（第1号保険料，第2号保険料）50％で構成されている．税金からの財源は，国，都道府県，市町村が負担している．

第1号保険料（65歳以上）は個人の国民年金から天引きされ，第2号保険料（40歳から64歳までの医療保険の加入者）は，国民保険組合や健康保険組合などの保険者が支払う．

b. 保険者：市町村・特別区　介護保険の保険者（運営主体）は市町村または特別区（東京23区）であり，住民のニーズを把握しやすく独自のサービスを展開できるメリットがある．

市町村は，介護保険事業計画（3年ごとに見直し）を策定し，地域密着型の介護サービスの質的・量的な確保など介護保険制度の基盤整備を図っている．市町村は，被保険者の資格管理，保険料の賦課と徴収，介護認定審査会の設置と要介護などの認定，保険給付を行っている．国，都道府県，医療保険者，年金保険者などが，市町村の介護保険事業を重層的に支えバックアップしている．

c. 被保険者：第1号被保険者，第2号被保険者

被保険者は，市町村に居住（住民票がある）するものである．年齢により，① 65歳以上の高齢者である第1号被保険者と，② 40歳以上65歳未満の医療保険加入

コラム 6　特定疾病

（1）罹患率や有病率などにより心身の病的加齢現象との関係が認められた疾病，（2）3～6カ月以上継続して要介護状態または要支援状態となる可能性が高いと考えられる疾病という2つの条件を満たす疾患で，次の16疾病がある．

① がん（回復の見込みがない状態に限る）
② 関節リウマチ
③ 筋萎縮性側索硬化症
④ 後縦靱帯骨化症
⑤ 骨折を伴う骨粗鬆症
⑥ 初老期における認知症
⑦ 進行性核上性麻痺，大脳皮質基底核変性およびパーキンソン病
⑧ 脊髄小脳変性症
⑨ 脊柱管狭窄症
⑩ 早老症
⑪ 多系統萎縮症
⑫ 糖尿病性神経障害，糖尿病性腎症および糖尿病性網膜症
⑬ 脳血管疾患
⑭ 閉塞性動脈硬化症
⑮ 慢性閉塞性肺疾患
⑯ 両側の膝関節または股関節に著しい変形を伴う変形性膝関節症

表8・4　介護保険の被保険者 [a]

	65歳以上（第1号被保険者）	40歳から64歳（第2号被保険者）
対象者	65歳以上の者	40歳以上65歳未満の健保組合，全国健康保険協会，市町村国保などの医療保険加入者（40歳になれば自動的に資格を取得し，65歳になるときに自動的に第1号被保険者に切り替わる.）
受給要件	・要介護状態・要支援状態	・要介護（要支援）状態が，老化に起因する疾病（特定疾病†）による場合に限定
保険料の徴収方法	・市町村と特別区が徴収 　（原則，年金からの天引き） ・65歳になった月から徴収開始	・医療保険料と一体的に徴収 ・40歳になった月から徴収開始

† 特定疾病（⇨コラム 6）
a) 出典：厚生労働省ウェブサイト https://www.mhlw.go.jp/file/06-Seisakujouhou-12300000-Roukenkyoku/2gou_leaflet.pdf

者である第2号被保険者の2つに区分され，給付の条件や保険料の算定額，納付方法は市町村によって異なる（表8・4）.

1）**第1号被保険者**：各個人が被保険者となり，個人別に保険料を納付する．保険料は個人の国民年金から天引きされるが，無年金者と年金額が年額18万円未満の者は，市町村に直接納付（普通徴収）する．第1号被保険者が要介護，要支援と認定された場合には，希望する介護給付を受給することができる.

2）**第2号被保険者**：40歳以上65歳未満の医療保険加入者（被保険者）が対象者である．第2号被保険者の介護給付は限定されており，末期がん，関節リウマチ，認知症など加齢に起因する疾患（特定疾病⇨コラム**6**）により要介護，要支援と認定された場合に受給できる.

d. 介護給付に対する利用者負担　要介護，要支援と認定され介護給付を受ける場合の利用者負担は，原則として1割である．一定以上の所得がある第1号被保険者は2割，所得が高い第1号被保険者は3割負担である.

e. 要介護・要支援の認定　認定の手続きは① 認定の申請，② 訪問調査など，③ 介護認定審査会の審査・判定，④ 市町村による認定の過程を経て実施され，申請した被保険者へ通知される（図8・4）．判定に不服がある場合は，介護保険審査会に不服申し立てすることができる．要介護の初回認定の有効期間は原則6カ月，更新認定有効期間は原則12カ月，最長36カ月である．要介護度は，**要支援1〜2**（予防給付），**要介護1〜5**（介護給付）に区分されている（表8・5）.

要介護の認定が決定した後は，利用者のニーズなどをふまえ，介護支援専門員（ケアマネージャー⇨コラム**7**）が介護サービス計画（ケアプラン）を作成する．介護予防サービスは，地域包括支援センター（⇨コラム**8**）が介護予防計画を作成する.

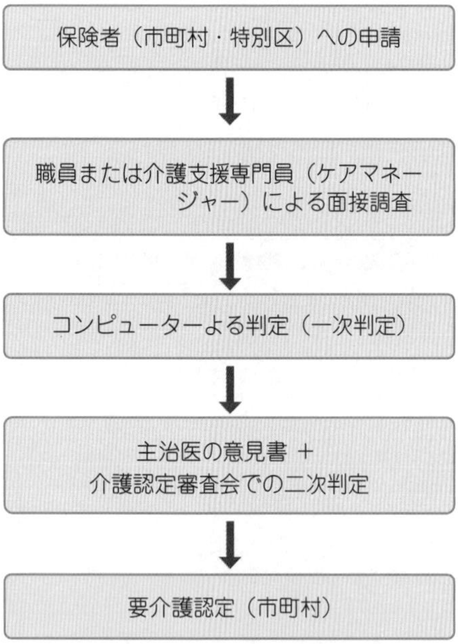

8・2・3　給付される保健・介護・福祉サービス

介護保険による給付は，要支援に対する予防給付と，要介護に対する介護給付とに分けられる.

予防給付には，介護予防サービス，地域密着型の介護予防サービス，介護支援がある．介護給付には，在宅サービス，施設サービス，地域密着型サービス，居宅介護支

保険者（市町村・特別区）への申請

↓

職員または介護支援専門員（ケアマネージャー）による面接調査

↓

コンピューターよる判定（一次判定）

↓

主治医の意見書 ＋
介護認定審査会での二次判定

↓

要介護認定（市町村）

図8・4　要介護認定の流れ

表 8・5　要介護区分

要支援	1	日常生活はほぼ自分でできる. 要介護状態に至らぬよう，支援が必要.	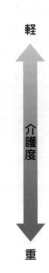
	2	日常生活に支援が必要だが， 要介護に至らずに機能が改善する可能性が高い.	
要介護	1	立ち上がりや歩行が不安定. 日常の中で，排泄や入浴などで部分的な介助が必要.	
	2	自力での立ち上がりや歩行が困難. 排泄や入浴などで一部または全介助が必要.	
	3	立ち上がりや歩行などが自力ではできない. 日常においても排泄，入浴，衣服の着脱などで全面的な介助が必要.	
	4	排泄，入浴，衣服の着脱など日常生活の全般において全面的な介助が必要. 日常生活能力の低下がみられる.	
	5	日常生活において，全面的な介助が必要であり，意思の伝達も難しい.	

援がある.

a. 在宅サービス　① 訪問サービス，② 通所サービス，③ 短期入所サービス，④ その他のサービスがある.

訪問サービスは，訪問看護師，訪問介護員（ホームヘルパー）などによる訪問介護，訪問入浴介護，訪問リハビリテーション，居宅療養管理指導がある. 通所サービスには，デイサービス（自宅からデイサービスセンターへの送迎を受け，機能訓練や食事・入浴などをして日中過ごす）を利用する通所介護サービス，通所リハビリテーションがある. 短期入所サービスとしては，特別養護老人ホームなどへの短期入所がある. その他のサービスとして，有料老人ホームやケアハウスに住んでいる人を対象にした特定施設入居者生活介護，福祉用具の貸与などがある.

介護度ごとに 1 カ月当たりの給付上限額が"区分支給限度基準額"として定められている（表 8・6）.

b. 施設サービス　介護給付が利用できる施設として，介護老人福祉施設（特別養護老人ホーム），介護老人保健施設，介護医療院，介護療養型医療施設がある.

介護老人福祉施設への入所は，原則として要介護 3 以上の者に限られている（2015 年介護保険法改正）. 認知症などにより在宅生活が困難な場合は，特例もある.

介護老人保健施設の入所期間は 3 カ月間に限られ，介護療養型医療施設の入所期間の目安は，6 カ月（180日）である.

コラム7　介護支援専門員
（ケアマネージャー）

要介護 1～5 の人にケアプランを立て，市町村や居宅介護サービス事業所，介護老人保健施設などとの連絡・調整を行う. ケアマネージャーになるには，保健医療福祉分野での実務経験が 5 年以上である者などが，介護支援専門員試験に合格し，介護支援専門員実務研修の課程を修了し，介護支援専門員証の交付を受ける.

コラム8　地域包括支援センター

保健師，社会福祉士，ケアマネージャーが配置されており，介護保険法に基づき，① 総合相談支援，② 権利養護，虐待の発見・対応・防止，③ 包括的・継続的ケアマネジメント支援，④ 介護予防ケアマネジメントの業務を行っている.

表 8・6 居宅サービスの区分支給限度基準額

要介護度	区分支給限度基準額
要支援 1	5,032 単位 / 月[†]
要支援 2	10,531 単位 / 月
要介護 1	16,765 単位 / 月
要介護 2	19,705 単位 / 月
要介護 3	27,048 単位 / 月
要介護 4	30,938 単位 / 月
要介護 5	36,217 単位 / 月

†　1 単位: 10〜11.40 円（地域やサービス
　　により異なる）
表の単位の実施は 2019 年 10 月〜

c. 地域密着型サービス　　住み慣れた地域で生活を続けられるように支援するもので，市町村が指定・監督するサービスで地域のニーズに合わせたサービスを提供している．

① 小規模多機能型居宅介護，② 認知症対応型通所介護，③ 認知症対応型共同生活介護（グループホーム），④ 夜間対応型訪問介護，⑤ 地域密着型通所介護，⑥ 地域密着型特定施設入所者生活介護，⑦ 地域密着型介護老人福祉施設入所者生活介護，⑧ 定期巡回・随時対応型訪問介護看護，⑨ 複合型サービス（看護小規模多機能型居宅介護）がある．

① 〜 ③ は予防給付・介護給付として利用でき，④ 〜 ⑨ は介護給付のみである．

8・2・4　介護保険費の動向

介護保険の財源は，50 % は公費負担（国 25 %，都道府県 12.5 %，市町村 12.5 %）で，残りの 50 % が 40 歳以上の被保険者（および雇用主）の支払う保険料によってまかなわれている．

団塊の世代が 75 歳以上となる 2025 年を目前に，介護保険の利用者（受給者）は急激に増加しており，2019 年度には介護経費は 9.9 兆円と介護保険制度開始時（2000 年度）の 2 倍以上となっている．2025 年度には，被保険者が支払う保険料の平均は 8200 円程度になると予想されている．

8・3　年 金 制 度
8・3・1　年 金 制 度

日本の年金制度は，20〜60 歳までの働ける世代のすべてが加入（国民皆年金）し，保険料を負担し，高齢者や障害のある人々に，定期的に年金すなわち現金を給付する制度である．稼得能力を失った高齢者などの生活を生涯にわたり保障することを目的に"世代を超えて社会全体で支え合う仕組み"であり，医療・福祉・介護などとならぶ社会保障制度の一つである．

8・3・2　年 金 の 体 系

a. 年金の種類（公的年金と私的年金）　　国が主体となって運営するすべての国民が強制的に加入する（国民皆年金）"公的年金"と，公的年金に上乗せした年金

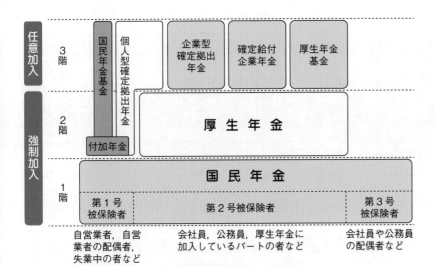

図8・5　年金制度の体系
厚生労働白書，2020 年版

を給付するために雇用する企業や個人が任意に加入する"私的年金"がある.

　年金制度は 1〜3 階からなっており（図 8・5），1 階および 2 階は公的，3 階は私的年金である.

　b. 公的年金（国民年金と厚生年金）　　公的年金は図 8・5 の 1 階部分の ① 国民年金（基礎年金）と，2 階部分の ② 厚生年金からなる（表 8・7）.

　① **国民年金**は，基礎年金ともよばれ，20 歳以上 60 歳未満のすべての国民が加入し，年齢，職業などに関係なく一定の金額（2020 年では，月額 16,540 円）の保険料を支払う（定額負担）.

　② **厚生年金**は，民間企業で働く会社員，公務員（国家公務員および地方公務員），私立学校の教職員など組織，機関に雇用されている者（被用者）が加入する保険である. 支払う保険料の金額は，所得によって異なり，雇用主と被保険者が半分ずつ負担する（"労使折半"）ことになっており，加入者は国民年金の保険料と厚生年金の保険料を一括して給与から徴収される.

　厚生年金に加入していない自営業者など（第 1 号被保険者　表 8・8）は，国民年金のみの加入となるため，"老齢年金"として受取る年金が，厚生年金に加入している者（第 2 号被保険者　表 8・8）と比較して少ない. そこで，"国民年金だけでは老後が不安"と思う自営業者などが任意に加入する"付加年金"（⇨ コラム 9）や"国民年金基金（地域型国民年金基金と職能型国民年金基金）"もある. これらの任意に加入する年金は，自営

表8・7　公的年金の種類

公的年金	概　要
国民年金	日本国内に住所を有する 20 歳から 60 歳未満の者は必ず加入する. 被保険者が支払う保険料は定額で，毎年見直される.
厚生年金	会社員・公務員など，第 2 号被保険者が加入し，国民年金に上乗せして支給される. 保険料は所得に応じて変動し，保険料の 2 分の 1 を事業主が支払い，残りの 2 分の 1 を従業員（被保険者）が支払う.

コラム 9　付加年金

　毎月の国民年金保険料に 400 円を上乗せして払い込むと，将来的に受取れる年金額に払い込んだ月数に応じた金額が加算される制度である. 付加年金を利用すれば老齢基礎年金の受給額が永久に増額されるので，老後の生活資金を潤沢に備えておきたいという人に向いている. 加入できる人は国民年金第 1 号被保険者（20 〜 64 歳の自営業やフリーランスなど）で，会社員や公務員などの第 2 号被保険者は加入できない.

表8・8　被保険者の種類

被保険者	加入する年金	対象者	該当者
第1号被保険者	国民年金 国民年金基金 (任意加入)	日本国内に住所を有する20歳以上60歳未満の者で, 第2・第3号被保険者に該当しない者	自営業者, 農林漁業, 開業医, 学生, 無職
第2号被保険者	国民年金 厚生年金	企業などに雇用されている者	会社員, 公務員, 教職員
第3号被保険者	国民年金	第2号被保険者 (会社員など) に "扶養されている" 配偶者	専業主婦 (夫)

業者 (第1号被保険者) のための "2階部分" の年金として公的年金に位置づけられている. 第2号被保険者のためのさらなる上乗せ年金として任意に加入する "厚生年金基金" や "確定給付企業年金制度 (DB)", "企業型確定拠出年金", "個人型確定拠出年金 (iDeCo)" などは3階部分の私的年金である.

c. 年金の加入者 (被保険者)　年金の加入者は "被保険者" とよばれ, 表8・8に示す "第1号被保険者", "第2号被保険者", "第3号被保険者" の3種類に分類される.

① **第1号被保険者**は, 国民年金だけに加入している者で, 自営業者, 農業・漁業従事者, 学生, 無職の者およびそれぞれの配偶者である.

② **第2号被保険者**は, 会社員や公務員などで, "国民年金" に加えて "厚生年金" にも加入している者である.

③ **第3号被保険者**は, 第2号被保険者に扶養されている20歳以上60歳未満の配偶者である. 第1号被保険者と同様に, 国民年金のみの加入であるが, 第2号被保険者に扶養されていることから保険料を支払う (負担する) 必要がない.

d. 受給できる年金の種類　公的年金の給付 (受給) の種類は, "老齢年金", "障害年金", "遺族年金" (表8・9) の3種類がある.

1) 老齢年金: 老後の生活を支えるために給付される年金で, 国民年金から給付される "老齢基礎年金" と, 厚生年金から給付される "老齢厚生年金" がある.

① 老齢基礎年金は, 国民年金に加入し, 保険料を納付し, 受給資格期間 (保険料を納めた期間と保険料を免除された期間の合算期間が原則10年間以上) の要件を満たした被保険者が, 原則65歳になったときから受給

表 8・9　受給できる年金

年金の種類	受給者	該当する条件（受給資格期間の要件を満たした者）
老齢年金	被保険者本人	65 歳に達した
障害年金	被保険者本人	疾病やけがが原因で，障害認定を受けた
遺族年金	被保険者の遺族	生計維持関係にある被保険者が死亡したとき

できる年金である．年金額は加入年数に応じて算定される．支給される満額（20 歳で加入し，40 年間，保険料を支払っている人（⇨コラム⑩）が受給する年金額）は年度によって異なり，2021 年度の満額は 792,100 円となっている．

　② 老齢厚生年金は，老齢基礎年金の受給資格期間（保険料納付済み期間が 10 年以上）があり，厚生年金保険の被保険者期間（1 年以上）がある者が 65 歳から受給できる年金で，老齢基礎年金に上乗せして支給される年金である．老齢厚生年金の受給額は，給与や賞与の額，加入期間により異なる．

　2）**障害年金**：病気やけがによって生活や仕事などが制限される場合に受給できる年金で，国民年金に加入している場合は"障害基礎年金"，厚生年金に加入している場合は"障害厚生年金"からの受給を申請することができる．

　3）**遺族年金**：国民年金または厚生年金保険の被保険者または被保険者であった者が死亡した場合，死亡した被保険者により生計を維持されていた配偶者および 18 歳未満の子どもが受給することができる年金で，"遺族基礎年金"（国民年金加入者）"遺族厚生年金"（厚生年金加入者）がある．

　e. 年 金 の 財 源　年金（老齢年金，障害年金，遺族年金など）の財源は，① 被保険者および雇用主が支払う保険料，② 国庫負担，③ 積立金の運用収益によって賄われている．2017 年 4 月以後（国民年金法の改正），国民年金を安定的に運営するために，国民年金から支給される老齢基礎年金，障害基礎年金，遺族基礎年金の国庫（国の税金）負担の割合が，従来の 3 分の 1 から 2 分の 1 に変更された．

8・3・3　年金費用の動向

　働ける現役世代（20 歳から 60 歳未満）が負担する保険料を高齢者の年金（老齢年金）に充てる賦課方式が

コラム⑩　年金受給資格

　40 年間完全に年金を納め，65 歳に達すると満額の年金額が受給できる．60 歳からの繰上げ受給と 65 歳以降に受給する繰下げ受給による受給額の違いがある．

日本の年金の基本であり，年金制度を堅持していくためには，20歳以上の全員が保険料を納付することが不可欠である．しかし，国民年金保険料の納付率は69.3％（2019年度）にとどまっているのが現状である．厚生労働省の"国民年金被保険者実態調査"によると，滞納理由で多いのは"保険料（年間約20万円）が高く，経済的に支払うのが困難"が最も多く，次いで，"年金制度の将来が不安・信用できない"，"納める保険料に比べて十分な年金額が受け取れない可能性が高い"の順とされている．国は，国庫負担の比率を引き上げるなどの対応を図っているが，国民年金の保険料の納付率を100％とすることが喫緊の課題である．

　公的年金受給者数（重複のない実受給権者数）は，2018年度末現在で4067万人に達し，公的年金受給者の年金総額は55兆6千億円となっており，高齢化率の上昇に伴い公的年金受給者数，総額も年々増加している．

8・4　その他の保険制度
8・4・1　雇用保険制度
　a. 雇用保険　　雇用保険は，企業の労働者が加入する保険で，公的保険制度の一つである．労働者が失業した場合や雇用の継続が困難となる事由が生じた場合などに，必要な給付〔基本（失業）手当など〕を行って，労働者の生活と雇用の安定および就職の支援・促進を図ることを目的とした制度である．

　"雇用保険法"（1947年"失業保険法"として制定）に基づいて運用される．

　b. 雇用保険への加入条件（被保険者としての要件）

　① 31日以上の継続雇用の見込みがある労働者（正規雇用および非正規雇用）で，② 1週間当たりの所定労働時間が20時間以上である労働者（被保険者）が加入できる．原則として学生は被保険者にはなれない．

　c. 被保険者への給付の種類

　① 求職者給付：失業後の新しい職を探す期間中の収入を保障するための給付金（基本手当，一般的に失業手当とよばれている）など，② 就職促進給付：再就職を支援するための給付金，③ 教育訓練給付：国が指定する教育訓練講座を受講し修了した場合，受講料や入学料などの教育訓練経費の一部を支給，④ 雇用継続給付（高

年齢雇用継続給付金，育児休業給付金，介護休業給付金）などがある．

d．失業手当（基本手当）の受給要件　　離職の日以前の2年間に雇用保険の被保険者としての期間が通算して12カ月以上ある者（出産や育児，介護などの特別な理由のある場合は，離職前の1年間に通算して6カ月の被保険者期間）で，就職しようとする積極的な意思があり，いつでも就職できる能力があるにもかかわらず，職業に就くことができない者が受給を申請することができる．退職してすぐに転職する人や退職後就職する意思がない人，けがや病気，妊娠・出産などですぐに就職するのが困難な人などは，失業手当を受給できない．なお，企業の倒産などで余儀なく離職した場合には，特定受給資格（⇨コラム**11**）が適用される．

e．失業手当受給までの手続き　　① ハローワーク（⇨コラム**12**）で手続き（求職申し込み，離職票など必要書類の提出，雇用保険説明会の日時決定），② 雇用保険説明会への参加（失業認定日の決定など），③ 失業認定日にハローワークへ失業認定申告書を提出し，失業の認定を受ける，⑤ 失業手当の受給（4週間ごとに失業認定を受ける必要がある）

f．失業手当の受給額　　失業手当の受給額は，個人ごとに異なり "基本手当日額 × 給付日数" で決まる．

・基本手当日額 = 賃金日額（退職前6カ月の賃金合計÷180）× 給付率（50〜80％）

・給付日数は90日〜360日分である．早期の再就職を促し失業期間の長期化を防ぐために，失業期間中に再就職した場合には，就職促進給付金（再就職手当）が支払われる．

g．雇用保険の財源　　保険料と国庫負担によってまかなわれている．保険料は，事業主と被保険者（労働者）が負担する．保険料率と負担率を表8・10に示す．

コラム11　特定受給資格者とは

"倒産" などにより離職した者，"解雇" などにより離職した者，被保険者期間が6月（離職前1年間）以上12月（離職前2年間）未満であって健康上の理由や家族の介護など正当な理由のある自己都合により離職した者，その他企業整備による人員整理などで希望退職者の募集に応じて離職した者などをいう．

コラム12　ハローワーク

公共職業安定所ともいわれ，厚生労働省設置法第23条に基づき設置される "国民に安定した雇用機会を確保すること" を目的として国（厚生労働省）が設置する行政機関である．民間の職業紹介事業などでは就職へ結びつけることが難しい就職困難者を中心に支援する最後のセーフティネットとしての役割を担っている．

表8・10　雇用保険の保険料率と負担率　（2020年度）

	雇用保険料率	被保険者負担率	事業主負担率
一般の事業	9/1,000	3/1,000	6/1,000
農林水産 清酒製造の事業	11/1,000	4/1,000	7/1,000
建設の事業	12/1,000	4/1,000	8/1,000

8・4・2　労災保険制度

a. 労働者災害補償（労災保険）制度　労働者（職業の種類や雇用形態（正規／非正規など）を問わず，事業主に使用される者で，賃金を支払われる者）の業務上の理由（業務災害）または通勤（通勤災害）による傷病などに対して必要な保険給付を行い，被災労働者の社会復帰の促進などを図ることを目的とした制度である．

業種の規模にかかわらず，一人でも労働者を使用する事業のすべてが適用となる．労災補償に関わる経費は，原則として事業主の負担する保険料によってまかなわれている（労働者の保険料負担はない）．事業主の支払う保険料は，事故歴などによって異なり，最高の保険料は鉱業で最低は金融業であり，労災予防にも関係づけられている．"労働者災害補償保険法"（1947年）に基づいて運用される．

なお，国家公務員，地方公務員は，国家公務員災害補償制度，地方公務員災害補償制度の適用を受ける．

b. 労災の認定（業務上の判断）　**"業務遂行性**（事業主に使用され賃金を支払われていること）"および**"業務起因性**（病気やけがが業務と相当に因果関係があること）"が認められれば，労災保険の給付を受けることができる（補償の対象となる）．

業務に起因しているか否かの判断（業務上の判断）は，**労災認定基準**に基づいて行われる．

補償の対象となる疾病は"職業病リスト"（労働基準法施行規則別表第1の2）と，これに基づく厚生労働大臣告示）で定められている．けがなどに関しては，障害等級認定基準が定められている．

都道府県労働局，労働基準監督署（⇨コラム**13**）が保険料徴収や給付の手続き（認定など）などを行っている．

> **コラム13　労働基準監督署**
> 労働基準法その他の労働者保護法規に基づいて事業場に対する監督および労災保険の給付，労働基準法違反の取締捜査，労働安全衛生法などによる免許の選任，就業規則の検認，届けを行う厚生労働省の出先機関である．略称は労基署，労基.

c. 労災保険（補償）**給付の種類**

労災保険の給付は，治療，療養のための現物給付と，障害によって失われた所得などを保障する現金給付がある．給付の種類は，① 療養補償給付（診療に関わるすべての経費），② 休業補償給付（給料の約6割），③ 障害補償給付（障害が残った場合年金または一時金），④ 介護補償給付，⑤ 遺族補償給付（遺族に年金または一時金）がある．

索　引

草 間 朋 子 [監修・編集]
1941 年 長野県に生まれる
1965 年 東京大学医学部衛生看護学科 卒
東京大学医学部 助教授,大分県立看護科学大学 学長・理事長
　　　　(現在,名誉学長),東京医療保健大学 副学長を経て
現 東京医療保健大学名誉教授
専門 看護教育,看護政策,健康科学
医学博士

松 本 純 夫 [監修]
1947 年 大阪に生まれる
1973 年 慶應義塾大学医学部 卒
藤田保健衛生大学医学部 教授,国立病院機構東京医療
　　　　センター 病院長などを経て
現 国立病院機構東京医療センター 名誉院長
　　東京医療保健大学 学事顧問
専門 消化器外科,内視鏡外科
医学博士

佐 藤 　 潤 [編集・執筆]
1979 年 千葉県に生まれる
2002 年 東京医科歯科大学医学部 卒
2004 年 東京大学大学院医学系研究科博士前期課程 修了
現 厚生労働省健康局健康課保健指導室 保健指導専門官
専門 ヘルスプロモーション
修士(保健学)

脊 山 洋 右 [監修・編集]
1941 年 東京に生まれる
1973 年 東京大学大学院医学系研究科博士課程 修了
現 東京医療保健大学 客員教授
　　医学中央雑誌刊行会 理事長
東京大学名誉教授,お茶の水女子大学名誉教授
専門 生化学
医学博士

中 村 安 秀 [編集・執筆]
1952 年 和歌山県に生まれる
1977 年 東京大学医学部医学科 卒
国際協力機構(JICA),国連難民高等弁務官事務所(UNHCR),
　　　　東京大学医学部小児科 講師,大阪大学大学院人間科学
　　　　研究科 教授などを経て
現 日本 WHO 協会 理事長
大阪大学名誉教授
専門 小児科,国際保健学,母子保健学
博士(医学)

第 1 版 第 1 刷 2022 年 10 月 18 日 発 行

基本を学ぶ 看護シリーズ 5
健康づくりの仕組みを知る

© 2022

　　　　　　　　　　草 間 朋 子
監 修　　　　脊 山 洋 右
　　　　　　　　　　松 本 純 夫

発 行 者　　　住 田 六 連

発 行　　株式会社 東京化学同人
東京都文京区千石 3 丁目 36-7 (〒112-0011)
電話 (03) 3946-5311 ・ FAX (03) 3946-5317
URL: http://www.tkd-pbl.com/

印刷・製本　新日本印刷株式会社

ISBN 978-4-8079-1804-1
Printed in Japan

基本を学ぶ 看護シリーズ

草間朋子・脊山洋右・松本純夫 監修

B5判 2色刷 各巻 200 ページ内外

看護を実践する人が最低限身につけておくべき基礎知識を学ぶための教科書.
1回の講義で1～2章教えることを想定した構成. 国試対策も考慮.

2022年10月現在(定価は10％税込)